梁远波青光眼疑难病例精解

临床百家

中国医学临床百家·病例精解

主　编　梁远波
编写秘书　解彦茜　王小洁　刘成坛

科学技术文献出版社
SCIENTIFIC AND TECHNICAL DOCUMENTATION PRESS
·北京·

图书在版编目（CIP）数据

梁远波青光眼疑难病例精解／梁远波主编．—北京：科学技术文献出版社，2022.6
（2025.1重印）
ISBN 978-7-5189-9206-5

Ⅰ.①梁…　Ⅱ.①梁…　Ⅲ.①青光眼—疑难病—病案　Ⅳ.①R775

中国版本图书馆 CIP 数据核字（2022）第 088866 号

梁远波青光眼疑难病例精解

策划编辑：蔡　霞　　责任编辑：蔡　霞　　责任校对：王瑞瑞　　责任出版：张志平

出 版 者	科学技术文献出版社
地　　址	北京市复兴路 15 号　邮编　100038
编 务 部	（010）58882938，58882087（传真）
发 行 部	（010）58882868，58882870（传真）
邮 购 部	（010）58882873
官方网址	www.stdp.com.cn
发 行 者	科学技术文献出版社发行　全国各地新华书店经销
印 刷 者	北京虎彩文化传播有限公司
版　　次	2022 年 6 月第 1 版　2025 年 1 月第 3 次印刷
开　　本	787 × 1092　1/16
字　　数	122 千
印　　张	11.25
书　　号	ISBN 978-7-5189-9206-5
定　　价	98.00 元

主编简介

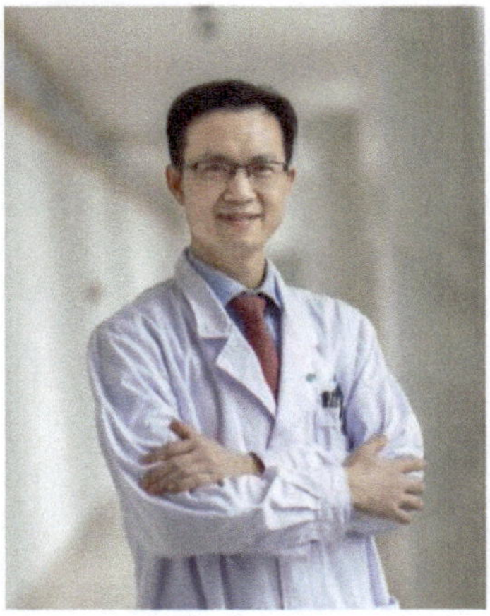

梁远波，教授，博士研究生导师，美国霍普金斯大学博士后。温州医科大学附属眼视光医院副院长，温州医科大学青光眼研究所所长；浙江省“万人计划”科技创新领军人才，首批浙江省高校领军人才，浙江省“钱江学者”特聘教授，浙江省卫生高层次创新人才，浙江省“新世纪151人才工程”第一层次培养人员。国际亚太眼科学会防盲委员会常务委员兼秘书，中华医学会眼科学分会青光眼学组委员，中国医师协会循证医学专业委员会常务委员，浙江省医学会临床流行病学与循证医学分会副主任委员，中华医学会临床流行病学和循证医学分会委员。

从事眼科学临床、教学、科研工作25年，长期投身于青光眼临床治疗领域研究，包括青光眼的流行病学研究、青光眼的手术治疗等。以第一主持人的身份先后承担了4个国家、省部级科研项目，参与了包括国家重点研发计划、国家自然科学基金面上项目，以及浙江省自然科学基金和“尖兵”“领雁”研发攻关计划项目等在内的5个项目。在国际上首次提出穿透性Schlemm管成形术，实现了闭角型青光眼的非滤过泡依赖微创内引流的突破，研发了全球唯一不受房角形态限制的Schlemm管开口微支架，连续2年获中国眼谷创新创业全球挑战赛金奖，授权发明专利7项。发表论文200余篇，且多篇论文发表在 *Lancet Global Health*、*Ophthalmology*、*Investigative Ophthalmology & Visual Science*、*American Journal of Ophthalmology* 等权威期刊。主持制定《穿透性Schlemm管成形术手术操作规范（2020）》，参与《亚太青光眼指南》（第3版）、《中国青光眼指南（2020年）》等10余项指南/共识的撰写，组织翻译和编辑出版《儿童青光眼》《青光眼血流》等世界青光眼共识，参编《中国青光眼临床诊疗手册》等多部著作。担任多个杂志编委和国内外10余个杂志审稿人。培养硕士、博士研究生30余名。

推荐序一

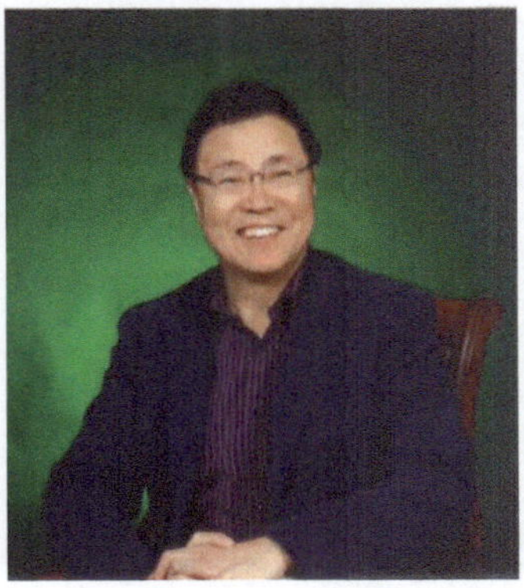

梁远波是我最早招收的博士研究生之一，跟随我学习期间，他积极承担了邯郸眼病研究这项国际知名的大样本自然人群流行病学调查项目。这不仅为了解中国农村地区居民的眼病流行情况提供了数据支持，也为他日后的科研与工作积累了宝贵经验。远波非常热爱青光眼事业，虽然他已经回到了温州工作，但每次与他交谈，我们都能碰撞出学术的火花和思想的共鸣。

当我得知他将工作中遇到的疑难病例整理成书籍时，内心感到十分欣慰。这本书记录了他成为一名优秀的眼科医生的成长之路。书中不仅有精彩的运用新技术、新观点诊疗的典型病例，更重要的是那些他自认为是经验和教训的切身体会。

一直以来，我都非常欣赏他严谨和缜密的临床思维、客观和求实的工作态度，以及善于分析总结和不畏失败的态度。希望年轻的眼科医生们不仅能够熟练掌握这些典型病例，更要用心体会和学习远波的经验，努力成为一名知其然知其所以然的眼科医生。

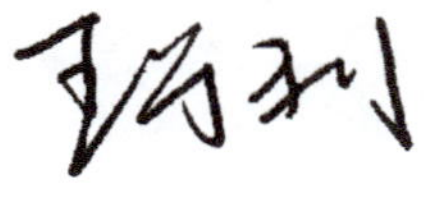

2022 年 6 月于北京

推荐序二

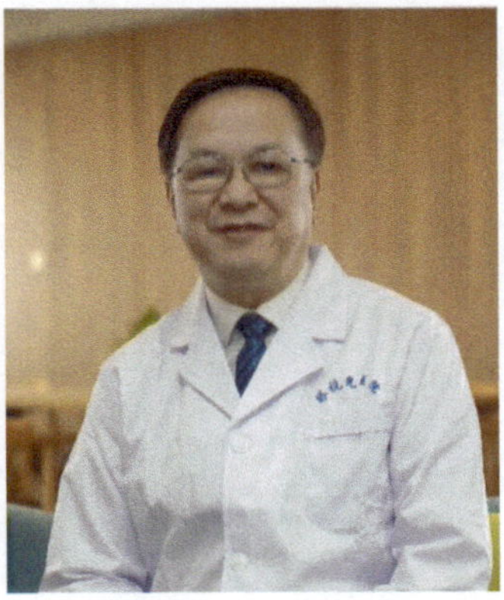

看到远波教授编著了这本《梁远波青光眼疑难病例精解》，于我而言，是倍感欣慰的。我认识的远波教授，思维严谨、热爱思考，敢于进取。他率先在温州医科大学附属眼视光医院建立了中心化的眼科临床科研平台，促进医院临床研究的规范化；建立了青光眼早期诊断与随访中心以及青光眼个案管理模式，提升了临床服务质量，同时开启了多项纵向随访队列研究，已有2个队列随访超过了7年；在主动眼健康领域，开展了4万多人的大规模青光眼筛查，利用卫生经济学分析，提出了青光眼可以开展人群筛查的观点，发表在*Lancet Global Health*杂志上，改变了国际上关于青光眼不适合筛查的结论，被多个指南引用。在临床工作中，他也善于发现，提出了一种新的抗青光眼术式：穿透性Schlemm管成形术，并逐渐得到了国内外学界的认可和推广应用；所开发的一款青光眼支架产品，也即将进入临床试验；此外，他还提出了关于闭角型青光眼发病机制的“跨晶状体压力差学说”，近期还在ICE综合征、真性小眼球以及人工角膜术后继发的难治性青光眼方面，有所突破。在博鳌开展的多项青光眼新技术、新产品也是由他领衔的。在温医大眼视光医院工作的10多年来，他在多个方面都有所建树。

以患者为师，以病例为师。远波教授非常注重个体病例的学习、分析和总结。他在我院倡导和组织了全院每周一次的疑难病例讨论会，他还组织了全国青光眼多家医院协同进行、两周一次的青光眼疑难病例分享会。这本书既有远波教授20多年来对临床病例细致观察、深入思考，向患者学习、向病例学习的总结，也有其挑战和破解复杂疑难病例过程中的心路历程。本书对于年轻眼科医生而言，无论是在青光眼理论基础学习方面，还是在临床诊断或手术治疗实践中都会有所帮助，特此作序并将此书推荐给眼科同道，尤其是眼科的青年同道！

瞿佳

2022年7月1日于温州

前言

青光眼居全球不可逆性致盲眼病首位，但临床过程中发现各类青光眼中致盲率更高的不是患病率高的原发性青光眼，而是那些继发性、复杂性青光眼，但我们的临床研究对复杂性青光眼的关注较少，对复杂性青光眼的诊断和治疗也缺乏临床指南的指导。临床病例经验的积累和分析是我们医生成长的关键。

自2016年我的工作重心开始由临床研究转向临床工作后，团队加强了对青光眼个案的学习和积累。我们清楚地认识到，作为医生，患者就是我们的老师，一个个的病例就是我们最生动的教材。我们不断地积累病例，也不断地与同行分享病例。为了扩大这一交流学习的层面，我们组织了浙江省基层青光眼防治论坛，以病例讨论的形式推动大家相互学习、分享经验、共同提高。我们也集结全国20多家医院形成了一个病例分享联盟，每两周进行一次病例分享会议。

现将我们平日总结的病例集结成册，把我对疾病的分析和感悟用文字的方式写下来，希望能给正在成长的青光眼医生们提供一份参考。它不同于教科书，也不同于任何一份课件，每一个病例都是真实的。我们的分析也不局限于经典的理论和治疗方案，纳入了很多自己的观点，比如跨晶状体压力差、非典型恶性青光眼、小剂量激光睫状体成形术、散瞳治疗急性闭角型青光眼、穿透性Schlemm管成形术等。

临床病例的治疗方案，缺乏基于较大样本的对照，其可靠度可能受限，但其诊断和治疗思路及过程可以供同道们借鉴。这些治疗方案，可能早于，也可能优于我们经过大样本研究证实的方案，也可能并不比我们的经典治疗方案更好，但这正是临床病例分析的魅力所在。每一个疑难病例，对我们来说，可能都是新的、未知的挑战，我们在证据不全中去思考和决策。幸而临床是一门实践的学问，以效果论成败，让我们从实际效果出发来分析治疗是否有效。

在本书的内容结构安排上，我们将从导读开始，去大致介绍病例相关背景，再说明诊治经过，最后对整个病例进行分析和总结。由于有的病例已作为个例报告在国内外杂志进行了发表，因而语句上是引经据典，篇幅也更长一些。在病例的分析和总结内容中，我又针对每一个病例去阅读了国内外的经典教科书和国际文献，尽量做到与时俱进，也期望不要走得太偏、太远！

分析之错误在所难免，望同道们能从我分析思路的逻辑中审辨出我的错误。如能指教，远波将不甚感激；如从本书中有所获益，远波及温州医科大学温州眼视光医院青光眼团队也将不胜欢喜。

本书获得了浙江省卫生高层次创新人才计划的资助。在病例的整理、总结及编写过程中，感谢我的医疗团队的共同努力，尤其是编写秘书解彦茜、王小洁、刘成坛医生，他们放弃了很多的休息时间，对文字进行编辑、审阅和校对。

梁远波

2022 年 7 月 1 日

目　录

病例1 首遇白内障术后恶性青光眼

◆ 导读

能做手术没有什么，关键在于对并发症的处理。于我而言，一名成熟的青光眼医生，应当是遇见过各种青光眼的并发症，并能冷静应对。这位患者，是我独立手术后遇到的第一例恶性青光眼患者。

病历摘要

[基本信息]

患者，女性，75岁。主诉：右眼视物模糊3月余。

患者既往有高血压病史10年，目前以药物控制血压。10余年

笔记

前曾于外院行左眼白内障手术+左眼抗青光眼手术+右眼激光虹膜周切术（具体不详）。

[眼科检查]

（1）专科检查

裸眼视力(VAsc)：右眼0.1，左眼NLP；眼压：右眼30.8 mmHg，左眼指测Tn。右眼球结膜中度充血，角膜透明，前房浅，周边前房小于1/4 CT，房水清，虹膜11点位可见周切口，通畅，瞳孔圆，直径约3 mm，对光反射存在，晶状体混浊，眼底小瞳下见视盘界清色淡，C/D约0.8，黄斑中心凹反光未见，后极部视网膜平伏(图1-1)。左眼球结膜轻度充血，全角膜白斑，余窥不清。

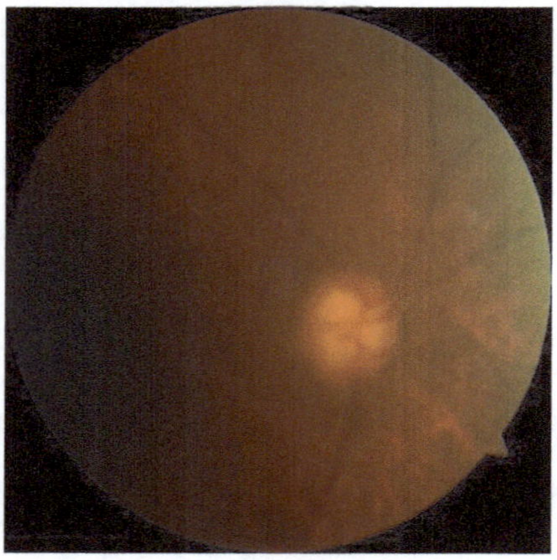

图1-1　右眼眼底照相

（2）辅助检查

①房角镜：右眼静态下全周窄Ⅳ，动态下3—7点位开放，余关闭。

②OCT：右眼黄斑区IS/OS层连续性中断，视网膜厚度降低；右眼视盘周围RNFL厚度降低。

③眼轴：右眼21.69 mm。

④右眼视野(图1-2)：VFI 18%，MD -28.46 dB，PSD 7.12 dB。

笔记

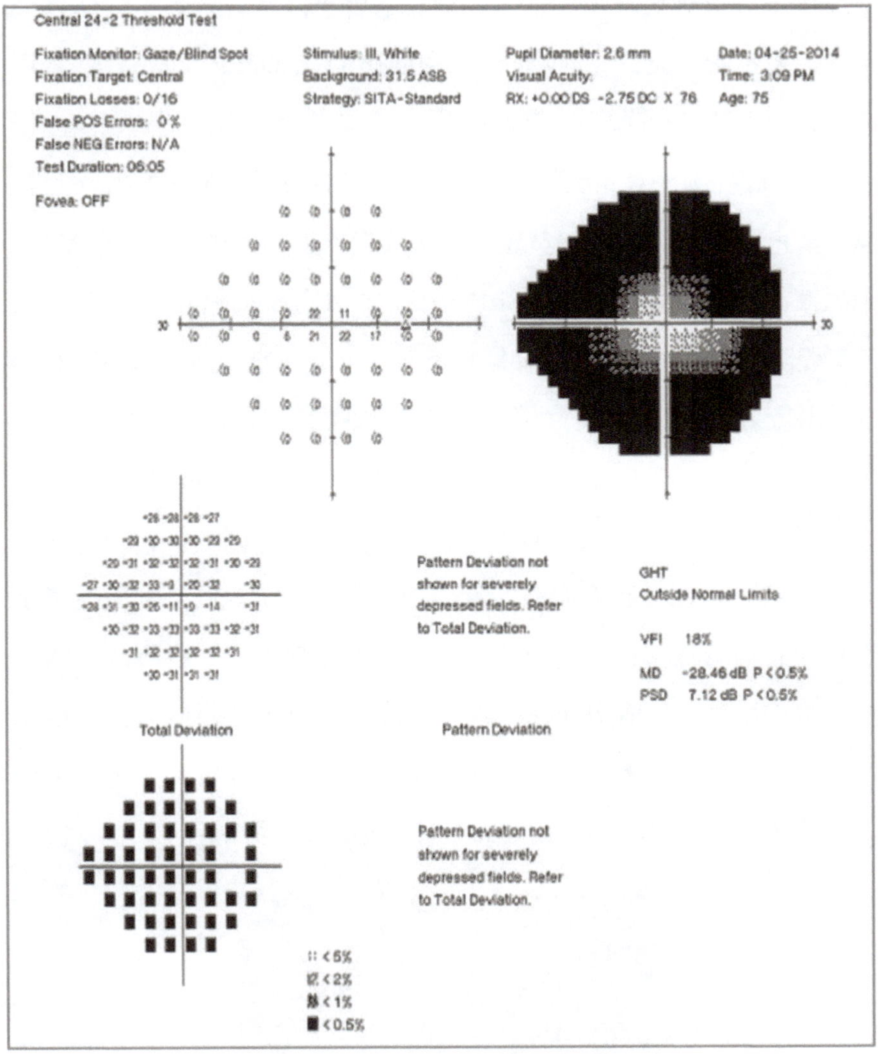

图 1-2 右眼视野

[诊断]

双眼原发性慢性闭角型青光眼（左眼滤过手术术后、右眼激光虹膜周切术术后），右眼并发性白内障，左眼角膜白斑，左眼白内障术后。

[治疗经过]

患者于局部麻醉下行右眼微切口白内障超声乳化吸除 + 人工晶状体植入 + 复合式小梁切除术，术中以 0.25% 丝裂霉素 C 棉片置于巩膜瓣下 2 分钟后取出，手术顺利。术后予以常规抗炎、预防感染治疗。术后第 1 天，专科检查：右眼眼压 11.6 mmHg；右眼结膜轻度充血，上方滤过泡隆起，缝线在位，中央前房约 1 CT，周边前房小于 1/4 CT，瞳孔圆，对光反射存在，人工晶状体在位，眼底小瞳下见视盘界清色淡，C/D = 0.8，黄斑中心凹反光未见，后极部视网膜平伏。考虑患者右眼前房浅，为预防眼压升高，予甘露醇静脉滴注、醋甲唑胺片口服降眼压治疗，予阿托品眼用凝胶、复方托吡卡胺滴眼液散瞳治疗。术后第 2 天及第 3 天，右眼上方滤过泡隆起，中央前房约 1.5 CT，周边前房小于 1/4 CT，右眼眼压波动于 9.5 ~ 22.4 mmHg，考虑右眼恶性青光眼，予以表面麻醉下在上方人工晶状体（intraocular lens，IOL）边缘外行右眼激光囊膜切开术（图 1 – 3），术后继续予以阿托品眼用凝胶、复方托吡卡胺滴眼液散瞳治疗。右眼激光囊膜切开术术后 2 天，前房加深，眼压下降，予以带药出院。出院后患者定期复查，右眼继续予以阿托品眼用凝胶维持治疗（停药后眼压立即升高），期间眼压波动于 7.0 ~ 22.0 mmHg（图 1 – 4）。

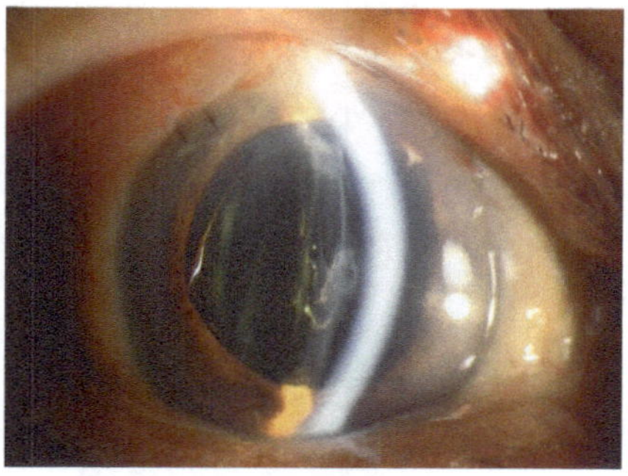

上方人工晶状体边缘外可见激光囊膜切开口。

图 1 – 3　右眼前节照相

右眼术后 1 年余，患者因“右眼抗青光眼术后 1 年，红痛伴视物模糊 3 天”入院。专科检查：VAsc：右眼 0.04，左眼 NLP；眼压：右眼 55.9 mmHg，左眼指测 T + 1。右眼睑缘皮肤红肿，结膜混合充

笔记

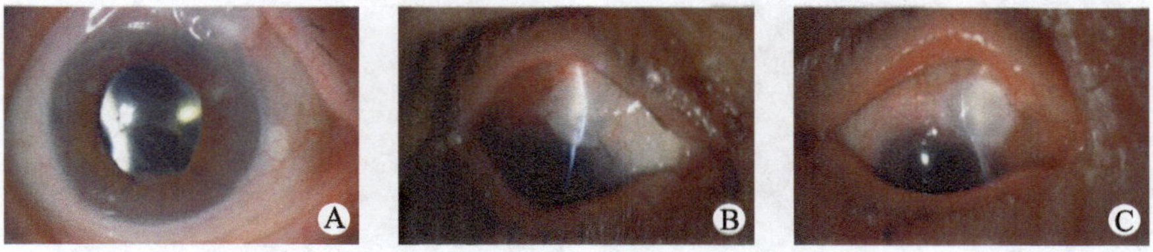

可见滤过泡隆起（图像拍摄于门诊随访期间）。

图 1－4 右眼前节照相

血，上方滤过泡局限性隆起，全角膜水肿，中央前房浅，约 1/2 CT，周边前房消失，虹膜膨隆，11 点位可见虹膜周切口，引流可，周边虹膜与角膜内皮相贴，瞳孔欠圆，直径约 5 mm，人工晶状体位正，透明，后囊膜见激光切开口，玻璃体尘状混浊，眼底隐见视盘界清色偏淡，C/D 约 0.8，A∶V 约 1∶3，大血管走行可，黄斑中心凹反光未见（图 1－5）；左眼结膜轻度充血，上方巩膜变薄透见葡萄膜组织，全角膜灰白混浊，余窥视不清。UBM 示右眼睫状环阻滞可能。入院期间予以甘露醇静脉滴注、盐酸卡替洛尔滴眼液点右眼降眼压治疗，散瞳合剂联合复方托吡卡胺滴眼液散瞳治疗，妥布霉素地塞米松滴眼液等局部抗炎、预防感染治疗，右眼眼压恢复正常后予以出院。出院后药物调整为复方托吡卡胺滴眼液点右眼一天 3 次，阿托品眼用凝胶涂右眼每晚 1 次，余药物不变。眼压波动于 6.6～15.8 mmHg。

右眼术后 2 年，患者突觉右眼视物不见 1 天，急至我院门诊就诊，专科检查：右眼 VAsc LP；右眼眼压 14.8 mmHg。右眼球结膜充血，上方滤过泡隆起，可见周边结膜组织充血、淤血，角膜透明，前房浅，中央前房小于 1/2 CT，周边前房消失，前房积血，虹膜 11 点位可见周切口通畅，隐见新生血管，瞳孔区布满积血，余窥视不清（图 1－6）。B 超显示右眼玻璃体轻度混浊，左眼玻璃体混浊，双眼视乳头回声异常。诊断：右眼前房出血，右眼恶性青光眼，右眼人工晶状体眼，右眼后囊激光切开术后，双眼抗青光眼术后，左眼无光感眼，左

笔记

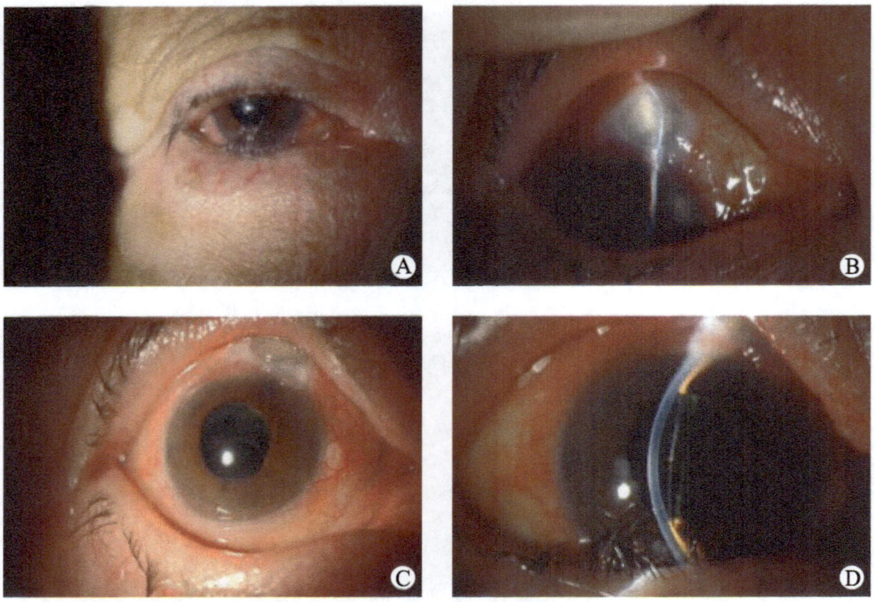

可见右眼睑缘皮肤红肿，结膜混合充血，上方滤过泡局限性隆起，中央前房浅，约 1/2 CT，周边前房消失，虹膜膨隆，周边虹膜与角膜内皮相贴。

图 1 -5　右眼前节照相

眼角膜白斑，左眼白内障术后。予以药物治疗（盐酸卡替洛尔滴眼液、布林佐胺滴眼液点右眼降眼压；复方托吡卡胺滴眼液及阿托品眼用凝胶点右眼散瞳；左氧氟沙星滴眼液、普拉洛芬滴眼液抗炎预防感染），拟行右眼前段玻璃体切除 + 前房冲洗术。入院后由于患者血压较高，内科会诊建议先治疗高血压，遂暂停本次手术。随访期间眼压波动于 7.0 ~ 10.0 mmHg。前房积血未吸收，有机化倾向（图 1 -7）。

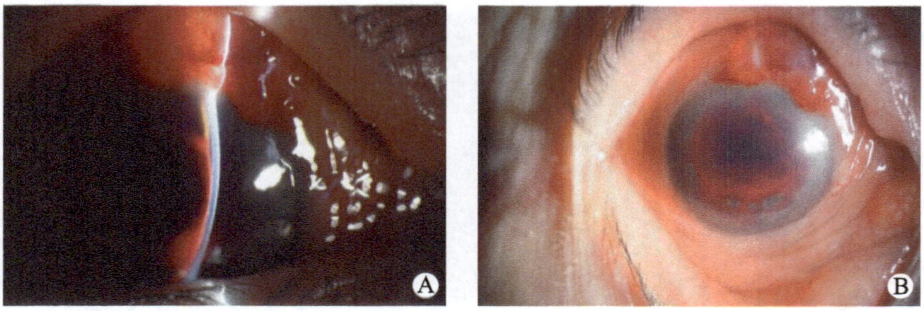

可见周边结膜组织充血、淤血，中央前房小于 1/2 CT，周边前房消失，前房积血，瞳孔区布满积血。

图 1 -6　右眼前节照相

笔记

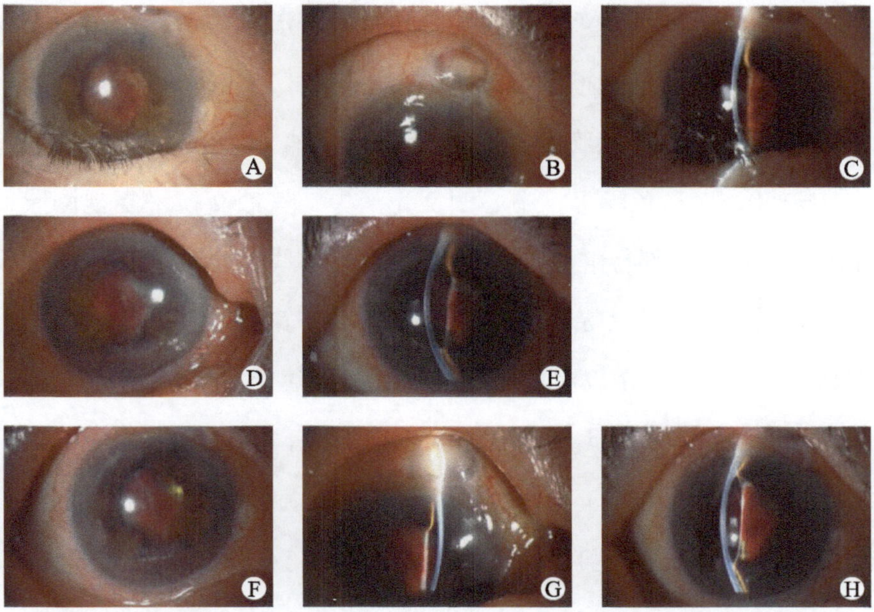

可见前房积血未吸收，有机化倾向（时间顺序为从上到下依次往后，同一行为同一拍摄时间）。

图 1－7　右眼前节照相

待患者调整全身血压至正常后，再次来我院青光眼科就诊。专科检查：右眼 VAsc LP；右眼眼压 6.8 mmHg。右眼结膜轻度充血，上方滤过泡隆起，角膜透明，色素性 KP(－)，中央前房浅，周边前房深度小于 1/4 CT，房水闪辉(－)，虹膜后粘连，11 点位见虹膜周切口，瞳孔不规则散大，直径约 5 mm，对光反射消失，人工晶状体在位，晶状体前表面见血性纤维组织覆盖，余窥不清。B 超提示双眼玻璃体轻度混浊，右眼后脱离，双眼视乳头回声异常。入院后予阿托品眼用凝胶涂右眼减轻前房反应，常规抗炎、预防感染治疗，同时请眼底外科会诊。

眼底外科会诊建议行右眼后段探查，告知患者病情后，于球后阻滞麻醉下行右眼虹膜周切＋前房冲洗＋玻璃体切除＋瞳孔成形＋眼内电凝＋气液交换术。术中见前房大部分消失，虹膜与角膜贴附并粘连，仅瞳孔区存少量前房，人工晶状体前表面见出血机化膜，

笔记

虹膜可见部分新生血管。前房注入黏弹剂，形成前房，分离房角，撕除并剪除瞳孔区出血机化膜，并电凝止血；前段玻璃体见大片出血机化膜，切除机化膜并切除玻璃体；探查眼底见视神经苍白，C/D =1.0，黄斑色泽可，中心凹反光消失，气液交换平复视网膜，于1点位虹膜根部行虹膜周切，8 –0 可吸收线缝合巩膜和球结膜。手术顺利。术后予以常规抗炎、预防感染治疗。患者右眼术后眼压偏高（图1 –8），予以溴莫尼定滴眼液和盐酸卡替洛尔滴眼液点右眼降眼压治疗，术后3天中央前房较前加深，周边前房可达1 CT，眼压维持于6.8 ~8.0 mmHg，后患者带药出院。出院后，患者定期随访，眼压稳定，波动于6.1 ~10.5 mmHg，右眼裸眼视力恢复至0.3，无诉不适。

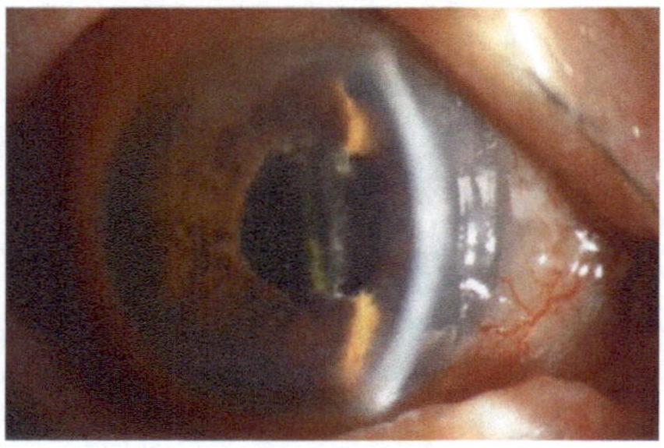

摄于右眼术后第1天，可见前房较前明显加深。

图1 –8　右眼前节照相

病例分析及讨论

本例患者为老年女性，既往有高血压病史。10余年前曾行左眼抗青光眼手术，右眼激光虹膜周切术，手术后左眼失明。右眼诊疗经过：①右眼诊断为原发性闭角型青光眼、老年性白内障，遂行右眼微切口白内障超声乳化吸除 + 人工晶状体植入 + 复合式小梁切除术，术后出现浅前房，行激光前后囊膜切开术后前房加深，后需睫

笔记

状肌麻痹剂（停药发作性前房变浅和眼压升高）长期维持；②恶性青光眼，予阿托品眼用凝胶 tid 治疗，但在使用阿托品眼用凝胶后，患者出现皮肤过敏反应，后又予复方托吡卡胺滴眼液 tid 联合阿托品眼用凝胶 qn 治疗；③不明原因的前房出血，血压高（210/110 mmHg），暂缓眼科治疗；④前房积血无吸收，积血机化，行右眼虹膜周切 + 前房冲洗 + 玻璃体切除 + 瞳孔成形 + 眼内电凝 + 气液交换术。目前眼压稳定，无不适。

这是一个较为完整的病例，虽然对患者而言最终的结果尚可，但其中却有颇多值得反思和总结的地方。

（1）患者的左眼在 10 年前行抗青光眼手术后失明，尽管我们因为病程太过久远，无法详细获知当时的手术方式、术中及术后情况，但是我们应当看到一只眼手术后失明这个严重的结果，提示这个患者在抗青光眼术后出现致盲性并发症的风险较高，如恶性青光眼、出血性脉络膜脱离等。在给另一只眼手术时，我们应当做好充分的心理准备，或采取更加保守的手术方式，如白内障手术联合房角分离，而不行滤过手术，也许能避免发生浅前房这类并发症的风险。患者术后 1 ~2 天时出现“正常”眼压（术后第 1 天：11.6 mmHg；术后第 2 天：9.5 mmHg）状态下的浅前房，术后第 3 天眼压才升高至 22 mmHg，此时前房仍浅，方考虑恶性青光眼，行激光前后囊膜切开术，以沟通前后房。该患者右眼术后长期需要阿托品眼用凝胶维持治疗，停药后前房变浅，也提示该患者存在睫状环阻滞。我们以往对恶性青光眼的理解都是高眼压、浅前房，往往认为眼压需要高达 21 mmHg 以上，然而在该病例中患者的表现提示我们部分恶性青光眼患者的眼压升高是一个逐渐变化的过程，其早期可表现为低眼压、浅前房的状态，这便需要跟滤过过强形成的低眼压、浅前房进行鉴别。滤过过强导致的低眼压一般不超过 10 mmHg，同时存在

笔记

滤过泡渗漏或巨大滤过泡等表现。我们在右眼术后 3 天时才行激光后囊切开，也是因为我们对早期恶性青光眼的认识不足。

（2）不明原因的前房出血，考虑与人工晶状体和虹膜之间的接触摩擦相关，形成了类似葡萄膜炎 - 青光眼 - 前房出血综合征的表现。人工晶状体和虹膜之间的反复摩擦可造成虹膜色素脱失、血管破裂，表现为前房出血、眼内炎症反应和眼内压升高等，炎症反应的加重、虹膜色素颗粒堵塞房角小梁网和前房积血凝块堵塞后囊膜的激光口可进一步导致眼压升高，使恶性青光眼再次发作。

（3）在进行玻璃体切除后，前房与玻璃体充分沟通，患者的恶性青光眼得到控制，未再复发。

参考文献

[1] RUBEN S T, TSAI J, HITCHINGS R A. Malignant glaucoma and its management [J]. Br J Ophthalmol, 1997, 81(2): 163 - 167.

[2] RAMULA P Y, GEDDE S J. Aqueous Misdirection [M]//Glaucoma. 2nd ed. Elsevier, 2014: 836 - 846.

[3] 王宁利. 中国青光眼临床诊疗手册[M]. 北京:科学技术文献出版社, 2019: 325 - 329.

笔记

病例 2
激光周边虹膜成形术治疗原发性急性闭角型青光眼

◆ 导读

早在 2002 年，林顺潮教授就开始在全球推广氩激光周边虹膜成形术（argon laser peripheral iridoplasty，ALPI）治疗急性闭角型青光眼。2004—2008 年，我与邯郸眼科医院的范肃洁、刘文茹主任等合作开展了激光周边虹膜成形术的系列研究（“十一五”国家科技支撑计划课题），这些课题研究证实该治疗方式对 87% 的急性闭角型青光眼是有效的，但是这个技术并没有得到很好的推广或普及。这例患者，是我自 2013 年以后，开展的一系列病例研究中较为典型的一例。

病历摘要

[基本信息]

患者，女性，71 岁。主诉：左眼眼红、眼痛伴视物模糊半天。

笔记

患者既往体健。

[眼科检查]

专科检查：VAsc：右眼 0.3，左眼 0.1；眼压：右眼 12.2 mmHg，左眼 59.0 mmHg。左眼结膜充血，角膜水肿，前房浅，虹膜纹理欠清，瞳孔中度散大，直径约 5 mm，对光反射消失，晶状体混浊，余窥不清；右眼结膜无充血，角膜透明，中央前房深度可，周边前房约 1/4 CT，虹膜纹理清晰，瞳孔圆，直径约 3 mm，对光反射存在，晶状体混浊，小瞳下隐见视盘界清色可，C/D 约 0.3，黄斑反光未见，后极部视网膜平伏。

[诊断]

双眼原发性急性闭角型青光眼（左眼急性发作期、右眼临床前期），双眼年龄相关性白内障。

[治疗经过]

患者入院后予以左眼 2% 毛果芸香碱滴眼液点眼，同时予以布林佐胺滴眼液、噻吗洛尔滴眼液点眼及甘露醇静脉滴注降眼压治疗。甘露醇静脉滴注 1 小时后，眼压仍测不出，指测 T+2，患者自觉症状无缓解，左眼眼痛伴左侧头痛明显，期间出现恶心、呕吐 2 次。当天于局部麻醉下行左眼氩激光周边虹膜成形术（图 2-1），术后给予常规抗炎、预防感染治疗。术后 10 分钟复测左眼眼压 48.0 mmHg，30 分钟后复测左眼眼压 35.2 mmHg，2 小时后复测眼压 15.0 mmHg，8 小时后复测眼压 10.2 mmHg，10 小时后复测眼压 7.1 mmHg。ALPI 术后查左眼房角镜示全周窄Ⅲ，动态下 7—8、9—10 点位关闭，余开放。左眼 UBM 检查（图 2-2）示左眼 3、6、9、12 点位房角开放，虹膜隆起，房角稍窄。

笔记

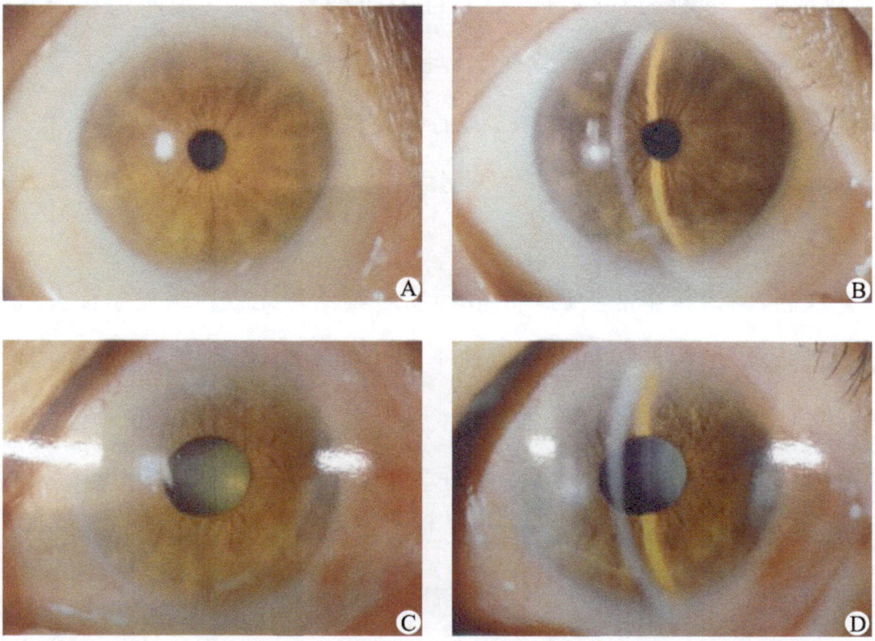

A、B：右眼；C、D：左眼。左眼氩激光周边虹膜成形术后，可见虹膜激光光斑。

图 2－1　双眼前节照相

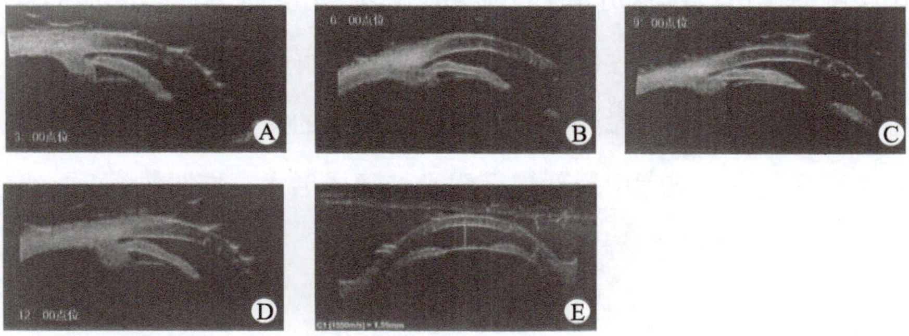

左眼 ALPI 术后，4 个方位可见房角开放，但仍可见虹膜隆起，房角稍窄，有再次关闭的可能。

图 2－2　左眼 UBM 检查

病例分析及讨论

本例患者为老年女性，本次因“左眼眼红、眼痛伴视物模糊半天”就诊，专科检查显示左眼眼压升高，角膜水肿，前房浅，瞳孔

笔记

中等散大，诊断为双眼急性原发性闭角型青光眼（左眼急性发作期、右眼临床前期）。患者在2%毛果芸香碱滴眼液频点、多个降眼压药物联合甘露醇静脉滴注下仍未改善症状、降低眼压。后予以急诊行左眼ALPI，术后10分钟患者左眼眼压开始下降，术后2小时眼压降至正常。

该病例诊断非常明确，常规药物对其治疗无效，采用氩激光周边虹膜成形术后，眼压得以快速下降。为什么ALPI能治疗急性期的闭角型青光眼？我的考虑如下：患者有明确的发作时间，说明病程较短，而发作之前无症状，表示发作前眼压是正常的，也就是患者在急性发作前大部分的房角应当是开放的或者是贴附性房角关闭，而不是基于慢性闭角型青光眼的急性发作。氩激光周边虹膜成形术存在两个效应：①大光斑、低能量。长时间的激光烧灼可使激光照射部位及周边虹膜收缩、变薄，从而起到加宽周边前房和暴露小梁网的作用，恢复房水流出通路。②激光使周边虹膜成形的同时，还会伴有一定程度的瞳孔扩大，有利于解除瞳孔阻滞。部分医生也可有意识地进行激光瞳孔成形术。所谓的激光瞳孔成形，就是在水平瞳孔缘，或者中周部进行激光虹膜成形术，虹膜收缩后，瞳孔会扩大，从而一定程度上解除瞳孔阻滞。

参考文献

[1] LAI J S, THAM C C, LAM D S. Limited argon laser peripheral iridoplasty as immediate treatment for an acute attack of primary angle closure glaucoma: a preliminary study [J]. Eye (Lond), 1999, 13(Pt 1): 26 – 30.

[2] 孙霞，梁远波，李思珍，等. 急性闭角型青光眼治疗方法的循证评价 [J]. 中国实用眼科杂志，2008，26(8)：769 – 774.

[3] 刘文茹，孙兰萍，吕靖，等. 激光周边虹膜成形术治疗原发性闭角型青光眼急性发作的疗效观察 [J]. 中国实用眼科杂志，2005，23(8)：815 – 816.

笔记

病例 3
Axenfeld-Rieger 综合征继发青光眼

◆ 导读

Axenfeld-Rieger 综合征，是一类较为少见的儿童青光眼，但是这类青光眼在一些大的青光眼中心较为常见，因为患者趋向于去大的眼科中心就诊。温州作为一个区域性的青光眼中心，以前这样的病例还是较少见，但近年来逐渐增多。它的治疗较为棘手，有以下两个原因：①这类患者的大部分房角是关闭的，小梁切开术对其往往不适用，切开的部分房角会很容易被虹膜粘连堵塞，导致手术失败；②这类患者可行小梁切除术或引流阀植入，但是其就诊年龄往往是在青少年时期，术后的结膜、筋膜组织纤维化极为严重，成功率较低。

本文介绍的这两例病例，一位是从南宁过来的患者，来温州之前已到多个知名眼科中心就诊；一位是本地患者，也行了多次手术

笔记

治疗。但令我非常欣慰的是，最终他们都成功控制了眼压。南宁的这例小患者现在已经上大学了，她的父亲每隔一段时间就会把她上大学的情况跟我分享一下，尽管我常因工作繁忙未能回复他，或者只是点个赞，但是我知道他是在用这种方式表达他的感谢，我十分开心，打心眼里的那种开心，非物质，非功利。

病历摘要—患者1

[基本信息]

患儿，男性，9岁。主诉：右眼视物不清10天。

患儿自幼发现右眼虹膜缺如，5年前于我院诊断为双眼先天性青光眼，予以布林佐胺滴眼液、曲伏前列素滴眼液点双眼降眼压治疗。其母亲患有双眼Axenfeld-Rieger综合征（图3－1），曾于我院行左眼复合式小梁切除术。

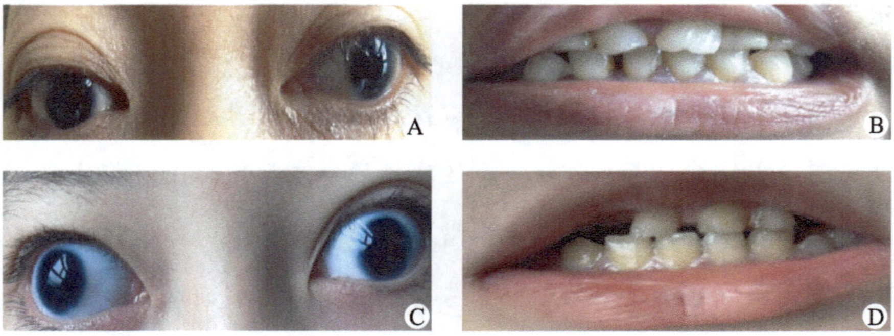

A、B：患儿母亲；C、D：患儿。

图3－1　患儿母亲和患儿的眼部和牙齿照相

[眼科检查]

（1）专科检查

VAsc：右眼0.02，左眼0.6；矫正视力（VAcc）：右眼+0.75/

-2.50×5=0.05，左眼+1.00/-2.50×15=0.8；眼压：右眼44.9 mmHg，左眼21.3 mmHg。右眼结膜无充血水肿，角膜轻度水肿，前房深，房水清，虹膜缺如，晶状体透明，表面可见虹膜色素沉着，玻璃体透明，眼底见视盘界清色淡，C/D=0.8，黄斑中心凹反光可见；左眼结膜轻度充血水肿，角膜透明，前房深，房水清，虹膜纹理不清，伴后粘连，瞳孔不规则，直间接对光反射未见，晶状体透明，玻璃体透明，眼底见视盘界清色可，C/D=0.3，黄斑中心凹反光可见（图3-2）。

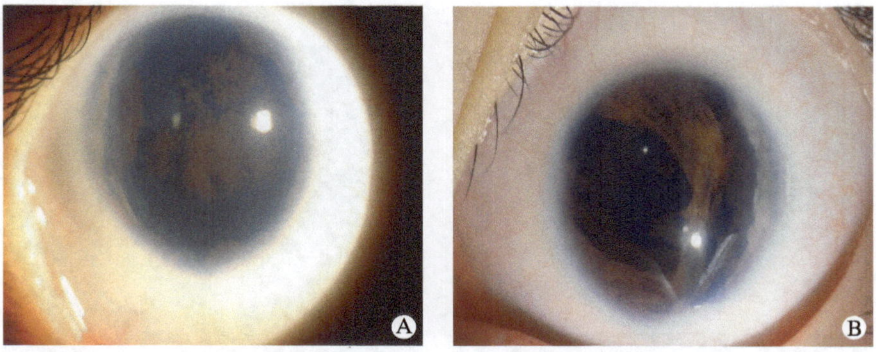

A：右眼先天性无虹膜；B：左眼虹膜异常。

图3-2 双眼前节照相

（2）辅助检查

①房角镜（图3-3、图3-4）：双眼房角形态异常，右眼可见虹膜缺如暴露睫状突，左眼房角处可见虹膜根部黏附于Schwalbe线上，9点位房角处可见角膜后胚胎环。

②IOL-Master：右眼23.42 mm，左眼22.13 mm。

③角膜内皮镜：右眼1917.3个/mm^2，左眼1040.8个/mm^2。

④OCT：双眼黄斑区视网膜平伏，右眼局部RNFL厚度薄，左眼RNFL厚度可。

⑤B超：右眼视盘回声异常。

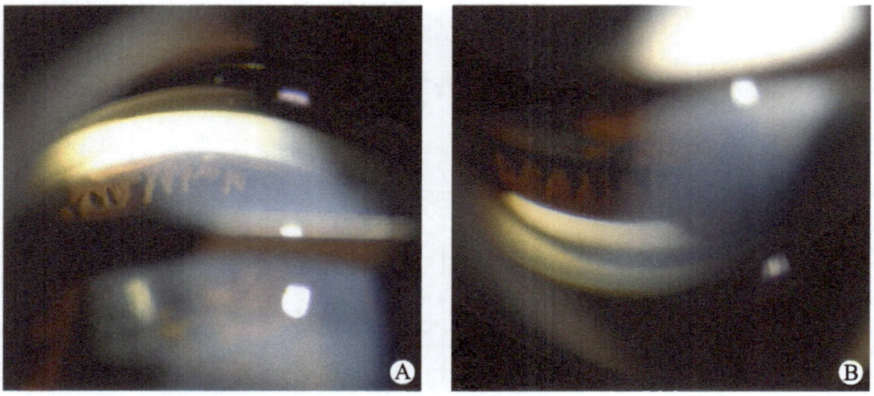

A、B 均可见虹膜缺如暴露睫状突。

图 3－3　右眼房角照相

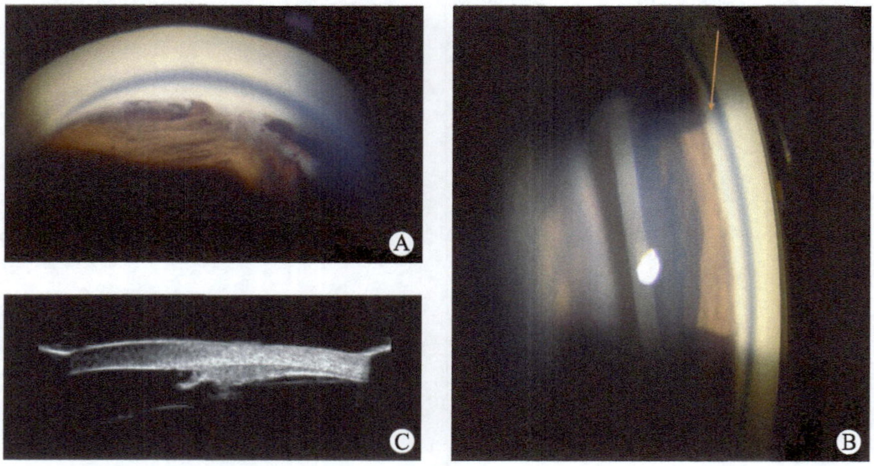

A：房角处可见虹膜根部黏附于 Schwalbe 线上；B：9 点位房角处可见角膜后胚胎环；C：UBM 提示 9 点位可见角膜后胚胎环。

图 3－4　左眼房角照相

[诊断]

右眼继发性青光眼，右眼先天性虹膜缺如，Axenfeld-Rieger 综合征。

[治疗经过]

患儿入院后于全身麻醉下行右眼小梁切开＋切除术，术中切开 10—12 点位及 12—2 点位小梁组织，切除小梁组织约 1.0 mm ×

1.0 mm，以及切除1.5 mm×2.0 mm周边虹膜，手术顺利。术后患儿定期复查，但是右眼眼压仍偏高，予二联药物（拉坦前列素滴眼液及布林佐胺滴眼液）点眼降眼压治疗后右眼眼压仍控制欠佳（门诊随访时右眼眼压为33.2 mmHg）。

术后2年，患儿因右眼眼压失控再次住院治疗，专科检查：VAsc：右眼0.05，左眼0.1；VAcc：右眼 -1.00/-2.50×155 = 0.05，左眼 -3.00/-0.75×70 = 0.5；眼压：右眼29.8 mmHg，左眼20.0 mmHg。右眼结膜无充血，角膜轻度水肿，前房深，房水清，虹膜缺如，晶状体透明，表面可见虹膜色素沉着，眼底视盘界清色淡，C/D =0.9，黄斑中心凹反光可见；左眼结膜无充血，角膜透明，前房深，房水清，虹膜纹理不清，伴后粘连，瞳孔不规则，直间接对光反射未见，晶状体透明，眼底见视盘界清色可，C/D =0.5，黄斑中心凹反光可见。辅助检查：OCT（黄斑 + 视盘）示右眼黄斑区视网膜表面粗糙，神经上皮层厚度变薄，左眼黄斑区视网膜各层形态基本可；B超示双眼玻璃体轻度混浊，右眼视盘回声异常；UBM示右眼前房深度为2.36 mm，左眼前房深度为2.14 mm；房角镜示双眼房角形态异常，左眼上方可见胚胎环。

入院后患儿于球后阻滞麻醉下行右眼超声睫状体成形术，术中在上方巩膜近角膜缘处3个扇形点位、下方3个扇形点位进行超声治疗，每点位持续时间8秒，间隔20秒，实施超声治疗共6次。手术顺利，术后予以常规抗炎、抗感染治疗。右眼术后眼压仍高，予以溴莫尼定滴眼液点眼治疗，眼压仍然波动在28.7～37.9 mmHg。后患儿于我院行右眼穿透性Schlemm管成形术。术中将光导纤维自Schlemm管一侧缓慢插入，置于10点位时穿透受阻，从另一侧穿入，置于3点位时穿透受阻，于巩膜瓣下Schlemm管前切除前部小梁及透明角膜组织约2.0 mm×1.0 mm。术后予以常规抗炎、抗感

笔记

染治疗。患儿右眼术后无不适，眼压波动于 12.2 ~ 23.5 mmHg，待患儿眼压稳定后，停用降压药，目前已随访 2 年余，眼压仍然保持稳定。

病历摘要—患者2

[基本信息]

患者，女性，17 岁。主诉：双眼眼痛 2 年余。

患者患有蚕豆病，磺胺类药物可疑过敏。可见患者牙齿发育异常。既往就诊过程：2 年前至当地眼科医院，诊断为双眼青少年型青光眼，予以噻吗洛尔滴眼液、盐酸卡替洛尔滴眼液降眼压治疗，以及双眼激光虹膜周边切除术治疗，患者自觉双眼眼痛症状有所缓解，但右眼眼压仍控制欠佳，遂至某医院就诊，诊断为双眼先天性闭角型青光眼，予以二联降眼压药物治疗，右眼眼压仍控制欠佳，又至某眼科医院，诊断为双眼虹膜角膜内皮综合征？双眼 Rieger 异常？，当时双眼眼压波动于 25 ~ 33 mmHg，予以降眼压治疗（具体治疗不详），后又至当地医院就诊，当地医院建议至我院行手术治疗。

[眼科检查]

（1）专科检查

VAsc：右眼 0.1，左眼 0.08；眼压：右眼 36.3 mmHg，左眼 34.7 mmHg。右眼虹膜基质变薄，9 点位可见周切口，瞳孔圆，直径约 3 mm，对光反射存在，晶状体透明，眼底见视盘界清色淡，C/D = 0.9，视网膜平伏。左眼颞下方角膜可见部分前粘连虹膜，余角膜透明，前房深，虹膜基质变薄、萎缩，2 点位可见周切口，

笔记

瞳孔圆，直径约 3 mm，对光反射存在，晶状体透明，眼底见视盘界清色红，C/D =0.5，视网膜平伏（图 3 -5）。

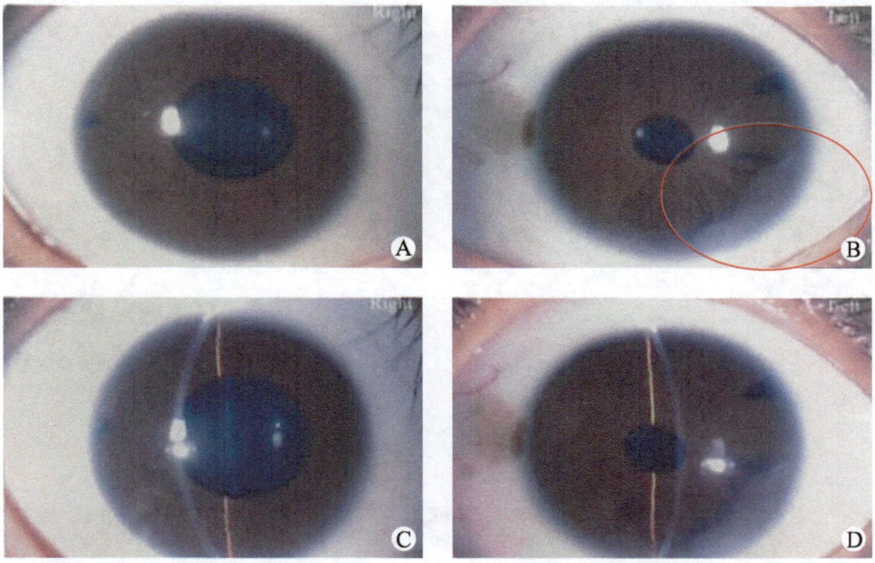

图 3 -5　双眼前节照相（红圈处可见左眼虹膜异常）

（2）辅助检查

①房角镜（图 3 -6、图 3 -7）：右眼动态下房角上方关闭，下方开放；左眼动态下房角鼻下方开放，余关闭；双眼房角角膜后表面可见后胚胎环。

②OCT：右眼神经纤维层及神经节细胞层变薄，余未见明显异常；左眼视网膜各层形态基本可。右眼视盘周围 RNFL 弥漫性变薄；左眼视盘周围 RNFL 厚度在正常范围内。

③角膜内皮镜：右眼 2628.6 个/mm^2，左眼 2446.0 个/mm^2。

④UBM：右眼前房深，房角开放；左眼前房深，3 点位虹膜根部前表面与角膜内面相贴，房角关闭，余房角开放。

⑤视野：右眼：VFI 75%，MD －14.04 dB，PSD 6.10 dB；左眼：VFI 100%，MD －3.31 dB，PSD 1.45 dB。

笔记

⑥眼轴：右眼 27.38 mm，左眼 26.63 mm。

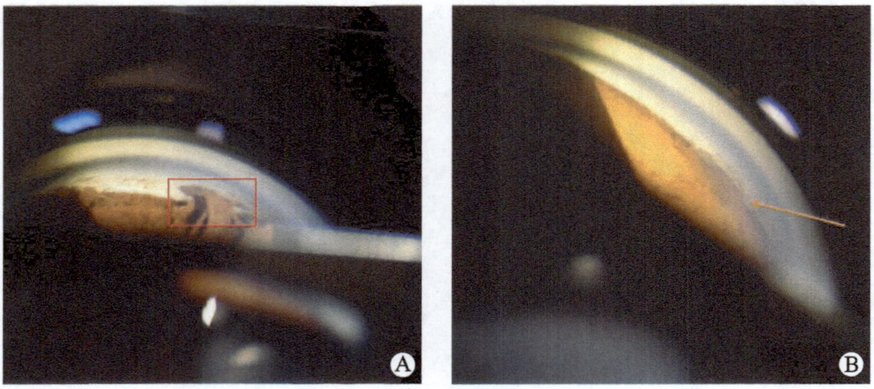

A：可见虹膜组织条带附于 Schwalbe 线上；B：可见角膜后胚胎环（Schwalbe 线增殖突出和前移）。

图 3－6　右眼房角照相

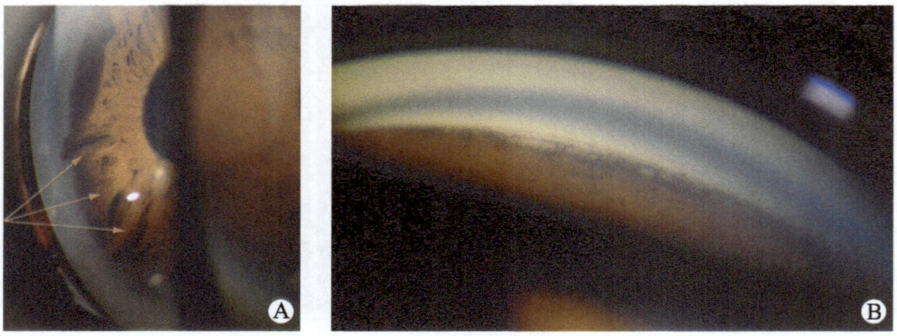

A：可见条带粗细不一，呈断裂状；B：可见角膜后胚胎环。

图 3－7　左眼房角照相

［诊断］

右眼继发性青光眼，双眼 Axenfeld-Rieger 综合征。

［治疗经过］

患者入院后于局部麻醉下行右眼穿透性 Schlemm 管成形术，术中光纤导管 360°探通 Schlemm 管，同时切除前部小梁及透明角膜组织约 2.0 mm × 1.0 mm，并切除相应部位 2.5 mm × 1.0 mm 周边虹膜，紧密缝合巩膜瓣及结膜切口，手术顺利。右眼术后无不适，眼压稳定。右眼术后 2 个月，患者于局部麻醉下行左眼穿透性 Schlemm 管成形术，术中光纤导管 360°探通 Schlemm 管，手术顺利。左眼术后无不适，眼压稳定。

患者双眼术后定期于我院门诊就诊，无诉不适，未用药，专科检查（右眼术后 5 个月，左眼术后 3 个月）：眼压：右眼 7.0 mmHg，左眼 14.0 mmHg。右眼上方滤过泡弥散隆起苍白，角膜透明，前房深，周边前房约 1 CT，虹膜 9 点及 12 点位可见周切口，瞳孔圆，直径约 4 mm，晶状体透明，小瞳下隐见眼底视盘界清色淡，C/D = 0.6。左眼上方滤过泡稍隆起，角膜透明，前房深，周边前房约 1 CT，虹膜 2 点位及 12 点位可见周切口，下方及颞下方可见周边虹膜前粘连，瞳孔圆，直径约 3 mm，晶状体透明，小瞳下隐见视盘界清色淡红，C/D = 0.5。

病例分析及讨论

患者 1 母亲患有 Axenfeld-Rieger 综合征，患者 2 双亲无相关家族史。两位患者均以眼压升高伴视物模糊为主诉。除眼压升高外，专科检查可见角膜后胚胎环、房角条带状黏附、虹膜异常和牙齿发育异常等，根据患者的病史与体征，进一步诊断为 Axenfeld-Rieger 综合征。

Axenfeld-Rieger 综合征是一种双眼发育缺陷、伴或不伴有全身发育缺陷的发育性疾病，为常染色体显性遗传，是胚胎末期神经嵴细胞发育受阻所致，多表现为双眼发育异常，可伴有全身发育异常，其发病率为 1/100000 ~ 1/50000，男女发病率比例无明显差别。根据 Axenfeld-Rieger 综合征分类的不同，需要关注局限于眼前段周边部的缺陷（Axenfeld 异常），眼前段周边部异常合并虹膜病变，

笔记

如虹膜基质变薄、虹膜萎缩、瞳孔异位、色素膜外翻等（Rieger 异常），或除上述改变外合并全身改变，主要表现为牙齿和颌面骨的异常（Rieger 综合征）。在 Axenfeld-Rieger 综合征的诊断上需重点关注：①青少年发病、双眼发病；②可见角膜后胚胎环的存在、组织条带跨越房角附于 Schwalbe 线上；③虹膜异常；④可伴有全身异常；⑤可继发青光眼。

关于手术治疗方案：患者 1，专科检查发现右眼部分房角开放，行右眼小梁切开 + 切除术，术后半年眼压再度升高，予以药物治疗，2 年后因右眼眼压无法控制，再行右眼超声睫状体成形术，术后眼压仍不能控制，后行右眼穿透性 Schlemm 管成形术。患者 2，长期降眼压药物治疗下眼压无法控制，建议行手术治疗，遂至我院就诊，行穿透性 Schlemm 管成形术。本病例中的两个患者最终都行穿透性 Schlemm 管成形术，目前术后随访均已经超过 1 年，眼压在未用药情况下控制在正常范围。

Axenfeld-Rieger 综合征继发青光眼有两个重要特点：①发病年龄往往较小；②它与先天性青光眼存在不同，关键一点就是房角是关闭的，这给我们的手术设计带来困难。儿童青光眼，经典的治疗一般采用小梁切开术，但是患者的房角是关闭的，存在虹膜粘连，即使是切开小梁组织，也很容易被周围粘连的虹膜组织堵塞。穿透性 Schlemm 管成形术，结合了 Schlemm 管成形术（内引流）+ 小梁切除 + 相应部位的周边虹膜切除，可让房水直接流入 Schlemm 管断端的开口，从而形成了这种新的内引流手术。我们团队已将该手术用于原发性闭角型青光眼、继发性闭角型青光眼、虹膜角膜内皮综合征等各类型青光眼的治疗，总体成功率较高。Axenfeld-Rieger 综合征的成功治疗，也是我们对该手术适应证的进一步拓展。

笔记

参考文献

[1] SEIFI M, WALTER M A. Axenfeld-Rieger syndrome [J]. Clin Genet, 2018, 93 (6): 1123-1130.

[2] CHRYSTAL P W, WALTER M A. Aniridia and Axenfeld-Rieger syndrome: clinical presentations, molecular genetics and current/emerging therapies [J]. Exp Eye Res, 2019, 189: 107815.

[3] CHANG T C, SUMMERS C G, SCHIMMENTI L A, et al. Axenfeld-Rieger syndrome: new perspectives [J]. Br J Ophthalmol, 2012, 96(3): 318-322.

[4] SHIELDS M B, BUCKLEY E, KLINTWORTH G K, et al. Axenfeld-Rieger syndrome. A spectrum of developmental disorders [J]. Surv Ophthalmol, 1985, 29 (6): 387-409.

笔记

病例 4
葡萄膜炎继发闭角型青光眼

◆ 导读

葡萄膜炎由于其病因的复杂性，病程往往迁延，临床难以治愈，常继发青光眼，如存在瞳孔后粘连，则易于发生继发性瞳孔阻滞性闭角型青光眼。针对这类青光眼的治疗具有一定的挑战性，往往需要多次手术。我们对这类患者进行治疗时，需要进行较多的思考，仔细分析眼压升高的机制，葡萄膜炎的类型、特点和复发性，各种手术成功或长期成功的把握程度（或概率）。本例患者是一名 9 岁的儿童青光眼患者，有幼年性慢性关节炎病史，先后行多次眼科手术治疗，瞳孔后粘连反复发生，但是眼压仍未能控制……

笔记

病历摘要

[基本信息]

患儿，女性，9 岁。主诉：左眼反复眼胀 1 个月。

患儿出生后发现有哮喘，平素天气变化时易发作，未予药物维持治疗。1 年余前曾患水痘。

患儿 10 个月前于我院诊断为双眼幼年慢性关节炎相关性葡萄膜炎，当时专科查体为右眼眼压 17.0 mmHg，左眼眼压 12.4 mmHg。右眼结膜充血，角膜透明，可见尘状灰色 KP(++++)，前房深，前房细胞(+++)，瞳孔圆形散大，晶状体透明，眼底可见视盘界清色可，C/D 约 0.4，黄斑中心凹反光可见，视网膜平伏；左眼结膜充血，角膜 3、9 点位可见边缘变性带，余角膜透明，可见尘状灰色 KP(++++)，前房细胞(+++)(较右眼更重)，瞳孔固定后粘连散大，虹膜略膨隆，晶状体前表面可见色素环，玻璃体多量粗大灰点状颗粒性混浊，眼底模糊，隐见视盘色红、界欠清(图 4－1、图 4－2)。

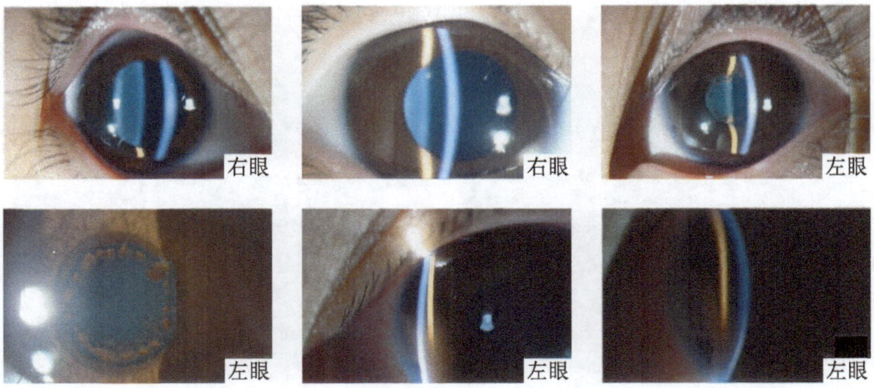

图 4－1 双眼前节照相

当时辅助检查：①B 超示双眼玻璃体轻度混浊（图 4－3）。

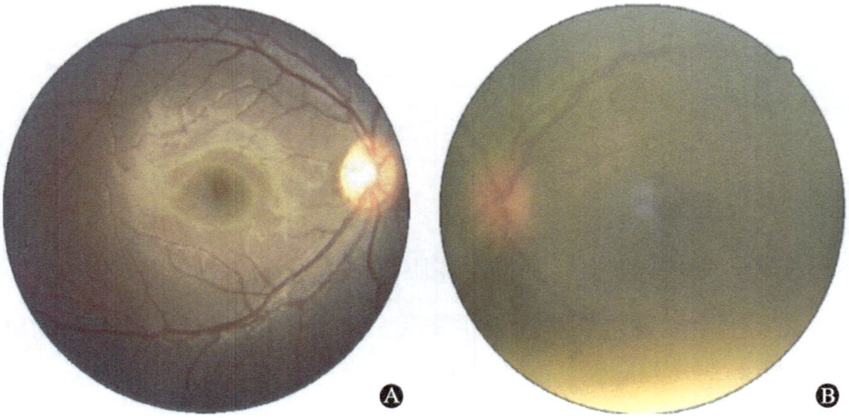

图 4－2　双眼眼底照相

② UBM示右眼房角开放，左眼上、下方房角关闭，余开放（图 4－4）。

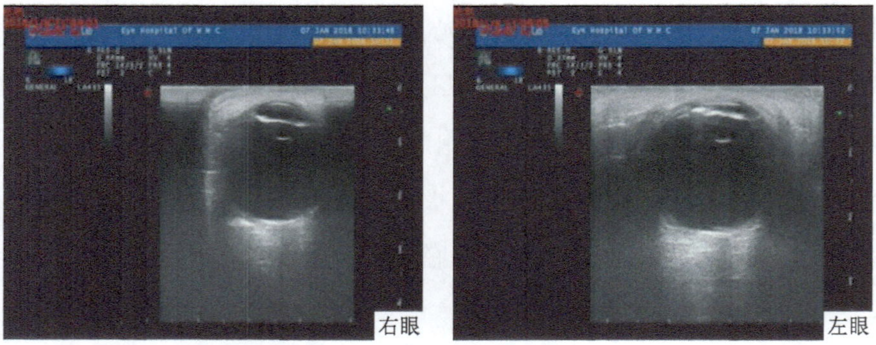

图 4－3　双眼 B 超

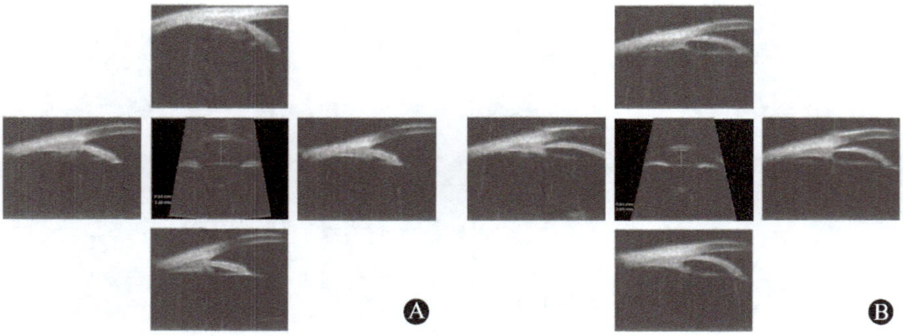

双眼前房深度：右眼（A）3.36 mm，左眼（B）2.56 mm。双眼各象限虹膜根部附着于睫状体前段，左眼上、下方房角处探及裂隙样无回声，双眼余象限房角开放。

图 4－4　双眼 UBM

给予患儿左眼瞳孔后粘连分离 + 前房成形 + 后 Tenon 囊下曲安奈德注药术，术中送检玻璃体液，提示水痘 - 带状疱疹病毒抗体阳性。术后左眼专科查体可见虹膜部分点状后粘连，瞳孔类圆形，中度散大，前房深度可，晶状体表面少许色素沉着，未见明显前房细胞，玻璃体细胞明显减少，视盘色偏红、界不清（图 4 - 5、图 4 - 6）。后请风湿免疫科及葡萄膜炎专科医生联合会诊，经会诊决定予以口服环孢素片及泼尼松片（定期减量），局部用妥布霉素地塞米松滴眼液、醋酸泼尼松龙滴眼液、阿托品眼用凝胶治疗。

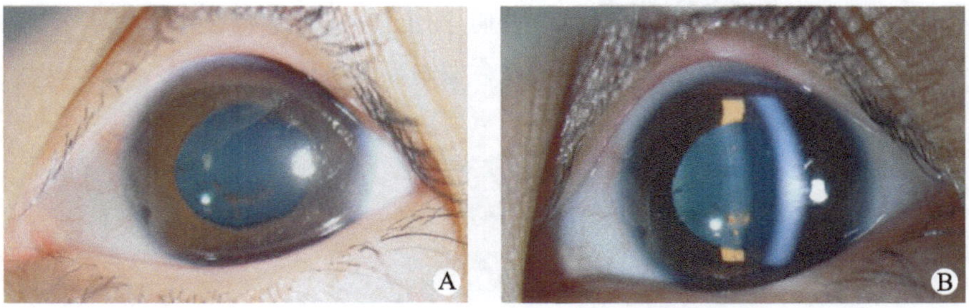

图 4 - 5　左眼前节照相（左眼 Tenon 囊下曲安奈德注药术后）

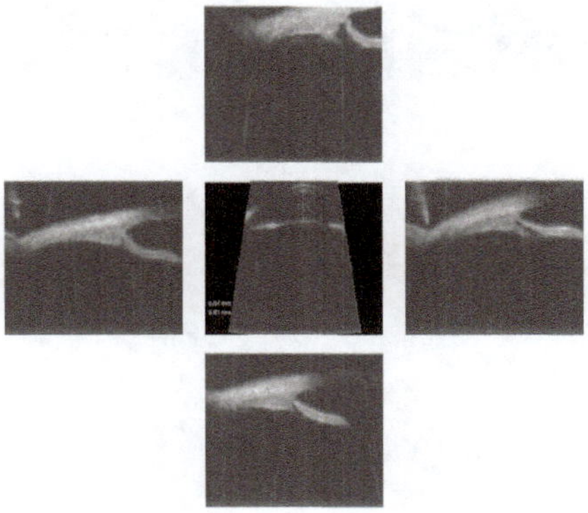

图 4 - 6　左眼 UBM（左眼瞳孔后粘连分离术后）

3 个月前患儿左眼视力下降明显，查体显示左眼晶状体前囊色素沉着，皮质及后囊下均匀灰白色沉着，眼底窥不清，行左眼瞳孔再造 + 微切口白内障超声乳化吸除 + 人工晶状体植入术（图 4 - 7）。2 个月前患儿左眼眼压高，予以降眼压药物治疗，眼压未明显下降。

UBM 示左眼虹膜膨隆、后粘连、房角关闭（图 4 - 8）。1 个月前患儿行左眼激光后囊切开术及左眼激光虹膜周切术，联合三联降眼压滴眼液治疗，眼压仍波动于 28.7 ~ 45.9 mmHg。

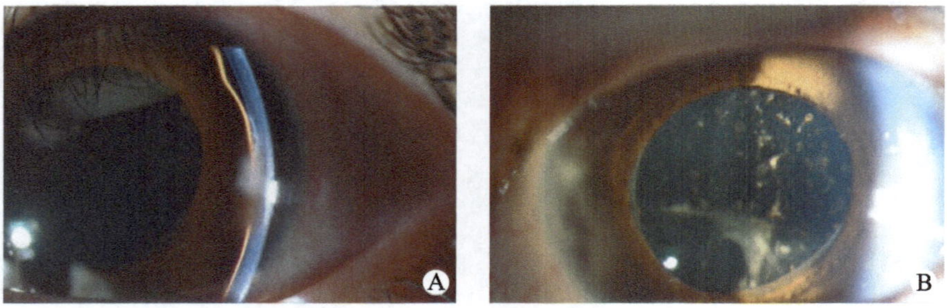

瞳孔圆，人工晶状体在位，透明，IOL 前可见点状色素沉着。

图 4 - 7　左眼前节照相（左眼瞳孔再造及超乳术后）

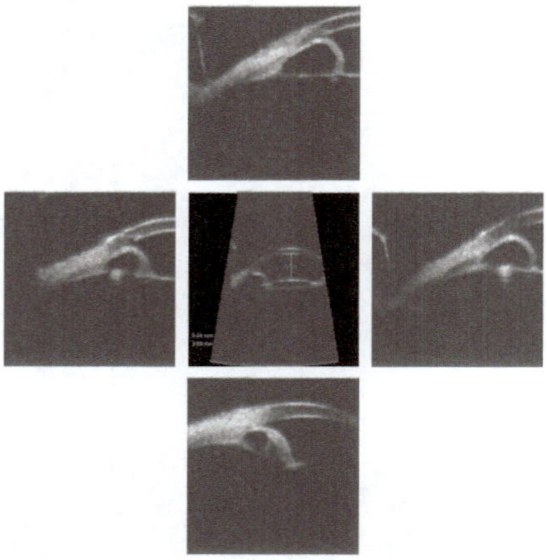

图 4 - 8　左眼 UBM

[眼科检查]

（1）专科检查

VAsc：右眼 0.6，左眼 0.4；VAcc：右眼 - 0.75/ - 0.75 × 180 = 1.0，左眼 - 1.50/ - 2.50 × 5 = 0.8；眼压：右眼 19.3 mmHg，左眼 43.3 mmHg。右眼结膜无充血，角膜透明，前房深，房水清，虹膜纹理清，瞳孔圆，直径约 3 mm，对光反射存在，晶状体透明，

笔记

玻璃体絮状混浊，小瞳下见眼底视盘界清色红，C/D＝0.4，中心凹反光可见；左眼结膜轻度充血，角膜轻度水肿，3、9点位可见边缘变性带，鼻上方见局部内皮缺损，周边前房极浅，大部分周边虹膜前粘连，房水闪辉（＋），虹膜表面粗糙、高低不平，局部机化，鼻上方虹膜周切孔闭合，虹膜膨隆明显，瞳孔后粘连于IOL表面，瞳孔类圆形散大固定，直径约5 mm，对光反射消失，IOL位正，前表面色素沉着，玻璃体絮状混浊，小瞳下见眼底视盘充血肿胀，界欠清、色红，C/D约0.3，黄斑区中心凹反光未见，视网膜平伏。

（2）辅助检查

①UBM：左眼前房深度为2.73 mm，各象限虹膜隆起，虹膜与角膜、人工晶状体粘连接触，房角关闭，下方虹膜后探及僵直条带。

②OCT：左眼黄斑区表面可见断续僵直条带，鼻侧近视盘处视神经层增厚；左眼视盘周围RNFL增厚。

③眼轴：右眼23.01 mm，左眼22.34 mm。

④B超：左眼玻璃体轻度混浊。

⑤视野：右眼VFI 100%，MD ＋0.84 dB，PSD 1.41 dB；左眼VFI 98%，MD －4.01 dB，$P<1\%$，PSD 1.72 dB。

［诊断］

左眼继发性青光眼，双眼幼年特发性关节炎相关性葡萄膜炎，左眼虹膜前粘连，左眼瞳孔后粘连，左眼黄斑前膜，左眼人工晶状体眼，双眼屈光不正。

［治疗经过］

患儿入院后行左眼房角粘连分离＋瞳孔粘连松解术＋虹膜周边

笔记

切除术，术中见全周虹膜前粘连，虹膜表面局部机化不平，膨隆明显，瞳孔全周后粘连于 IOL 前表面，瞳孔类圆形散大固定，房角镜见全周房角关闭，用黏弹剂及虹膜恢复器分离房角后见全周房角开放，并松解分离全周瞳孔后粘连，同时于 10:30 位平行角巩膜缘行角巩膜缘切口进入前房，剪除 2.5 mm × 1.0 mm 周边虹膜（图 4 - 9）。术后予抗炎、预防感染治疗。术后 1 小时左眼眼压为 18.5 mmHg，术后 1 天左眼眼压波动于 16.4 ~ 21.0 mmHg（图 4 - 10），术后 1 周左眼眼压为 11.4 mmHg。

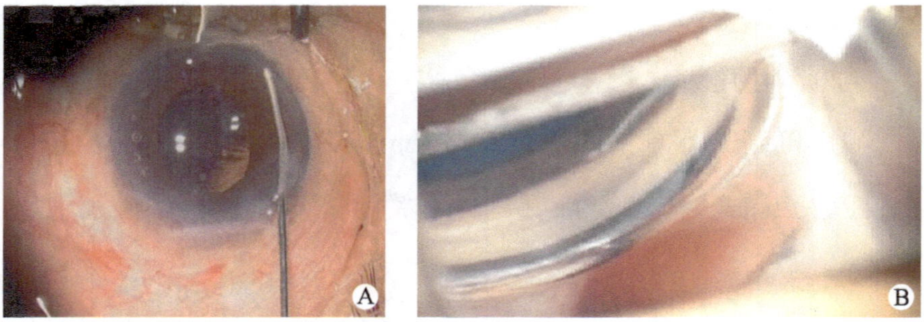

图 4 - 9　左眼房角照相，左眼术中行直视下房角分离术

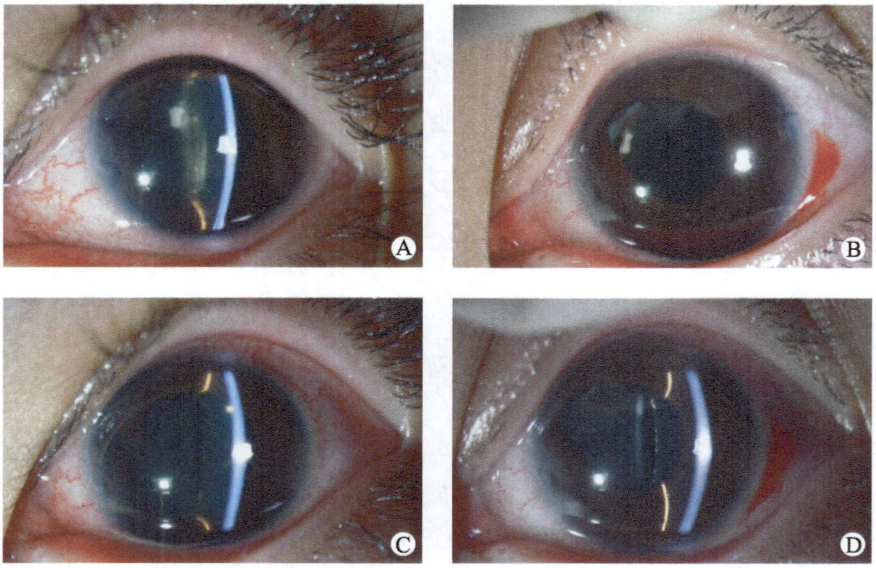

左眼房角粘连分离 + 瞳孔粘连松解术 + 虹膜周边切除术术后 1 天。

图 4 - 10　左眼前节照相

笔记

术后患儿定期复查，左眼眼压波动于11.8～20.4 mmHg，双眼前节炎症稳定。目前已随访至术后2年余，VAcc：右眼1.0，左眼1.0；眼压：右眼13.8 mmHg，左眼19.0 mmHg。

病例分析及讨论

本例患儿为女性儿童，既往有哮喘病史和水痘病史，且双眼患有幼年特发性关节炎相关性葡萄膜炎，长期使用激素治疗。因瞳孔后粘连严重，散瞳后仍然难以分离而行瞳孔后粘连分离术，因左眼并发白内障行超声乳化白内障摘除联合人工晶状体植入术，但术后因瞳孔后粘连、房角关闭而继发青光眼，在药物治疗下眼压仍然不能控制。这时接诊患者，需要对既往手术不能获得成功的原因进行分析。

患儿有幼年特发性关节炎相关性葡萄膜炎，尽管已经给予全身药物治疗，对疾病进行有效控制，但眼局部的操作和炎症反应仍很容易导致虹膜粘连。患儿先后2次行瞳孔成形/再造术，其实质是分离瞳孔与晶状体囊膜间的后粘连，即使进行了白内障手术，加深前房，但是虹膜与晶状体囊膜仍然是相互接触的，很容易发生后粘连。尽管我们不能去除瞳孔阻滞，但可以通过周边虹膜切除术解除虹膜膨隆。一个较大的周边虹膜切除，可以有效防止虹膜膨隆的发生，即使后续可能出现瞳孔和虹膜的后粘连。

这位患儿又进一步因为虹膜的高度膨隆继发了闭角型青光眼，可以考虑通过小梁切除术来降低眼压，但就儿童青光眼而言，其成纤维细胞的增生活性强，外滤过手术成功率往往较低。近年来，房角镜指导下的房角分离技术在成人闭角型青光眼中得到广泛应用并取得良好效果，且该患儿已行白内障手术，前房明显加深，此时再

笔记

行周边虹膜切除术去除虹膜膨隆，联合房角分离术分离房角，那么术后发生再粘连的可能性就会大大减小。综合考虑之下，我们选择了左眼房角粘连分离 + 瞳孔粘连松解 + 虹膜周边切除术。该患儿目前已随访至术后 2 年余，左眼矫正视力为 1.0，眼压为 19.0 mmHg。从随访效果来看，当时的治疗选择是正确的。

参考文献

[1] SEN E S, RAMANAN A V. Juvenile idiopathic arthritis-associated uveitis [J]. Clin Immunol, 2020, 211: 108322.

[2] RYPDAL V, GLERUP M, SONGSTAD N T, et al. Uveitis in juvenile idiopathic arthritis: 18-year outcome in the population-based nordic cohort study [J]. Ophthalmology, 2021, 128(4): 598 – 608.

[3] KULIK U, WIKLUND A, KUGELBERG M, et al. Long-term results after primary intraocular lens implantation in children with juvenile idiopathic arthritis-associated uveitis [J]. Eur J Ophthalmol, 2019, 29(5): 494 – 498.

[4] THORNE J E, WORETA F, KEDHAR S R, et al. Juvenile idiopathic arthritis-associated uveitis: incidence of ocular complications and visual acuity loss [J]. Am J Ophthalmol, 2007, 143(5): 840 – 846.

[5] KOTANIEMI K, SIHTO-KAUPPI K. Occurrence and management of ocular hypertension and secondary glaucoma in juvenile idiopathic arthritis-associated uveitis: an observational series of 104 patients [J]. Clin Ophthalmol, 2007, 1(4): 455 – 459.

[6] WIESE C, HEILIGENHAUS A, HEINZ C. Changes in inflammatory activity after glaucoma filtration surgery in children with chronic anterior uveitis [J]. Ocul Immunol Inflamm, 2016, 24(4): 397 – 401.

[7] BOHNSACK B L, FREEDMAN S F. Surgical outcomes in childhood uveitic glaucoma [J]. Am J Ophthalmol, 2013, 155(1): 134 – 142.

笔记

病例 5
囊袋张力环植入术后继发青光眼

◆ 导读

这一例闭角型青光眼患者的经历让我重新认识了恶性青光眼，对睫状环阻滞在闭角型青光眼中的作用也有了更深刻的理解。这是一位早期慢性闭角型青光眼患者，用一种降眼压药物点眼后眼压可控制。在外院行白内障摘除＋人工晶状体植入＋张力环植入术，术后半个月发现眼压更高了，随后做了激光周边虹膜切除术和引流阀植入术，但是眼压并未达预期的下降，又多次行引流阀内口分离术，分离后出现浅前房，眼压升高后，前房可恢复到一定深度。在一个医疗平台上，该患者曾联系过我，期间眼压反复一年余，直到2019年7月，该患者来我院就诊。我们做出了恶性青光眼的分析和诊断，并按照恶性青光眼进行了治疗，该患者的病情得以控制，眼压保持稳定。事后该患者也给我写了一封感谢信，说道："温州视

笔记

光医院好，人人赞扬医德高。耐心细致找病源，妙手回春病根除。患者高兴医者欢，万分感谢梁大夫。”看完后深觉“医者初心，治病救人”是最大的幸福。

病历摘要

[基本信息]

患者，女性，68岁。主诉：左眼抗青光眼术后1年，眼压失控3个月。

患者既往有左眼慢性闭角型青光眼病史，长期使用布林佐胺滴眼液控制眼压，眼压波动于15～18 mmHg，右眼曾行激光周边虹膜切开术（laser peripheral iridotomy，LPI）。曾于外院行左眼微切口白内障超声乳化吸除＋人工晶状体植入＋囊袋张力环植入＋房角分离术（术中见悬韧带松弛），术后左眼前房变浅，眼压升高（＞40 mmHg），于门诊行左眼LPI。后因左眼眼压持续控制不佳，行左眼引流阀植入术，出院时眼压15 mmHg，前房浅Ⅰ度～浅Ⅱa度。期间左眼反复出现浅前房，高眼压，多次行左眼引流阀内口虹膜分离术（激光＋手术），同时联合布林佐胺滴眼液控制眼压，眼压波动于20～30 mmHg。3个月前患者左眼眼压失控，行左眼LPI治疗，同时联合三联降眼压药物治疗，眼压仍波动于31～45 mmHg。

[眼科检查]

（1）专科检查

VAsc：右眼0.8，左眼0.4；VAcc：右眼＋1.50/－0.50×60＝0.8，左眼－2.75＝0.7；眼压：右眼10.6 mmHg，左眼36.1 mmHg。右眼

笔记

7点位见一虹膜周切口，晶状体混浊，余前节未见明显异常，眼底见视盘界清色红，C/D = 0.3；左眼结膜轻度充血，颞上结膜下可见引流管，滤过泡扁平，周边角膜与虹膜前粘连，瞳孔下方见点状虹膜前粘连，颞上方见大片角膜斑翳，余角膜透明，中央前房深，周边前房消失，未见引流管口，全周虹膜前粘连，纹理欠清，局部机化脱色素，瞳孔欠圆，约4 mm × 5 mm，直间接对光反射迟钝，人工晶状体位正、透明，玻璃体絮状混浊，眼底见视盘界清色苍白，C/D = 0.7（图5－1、图5－2）。

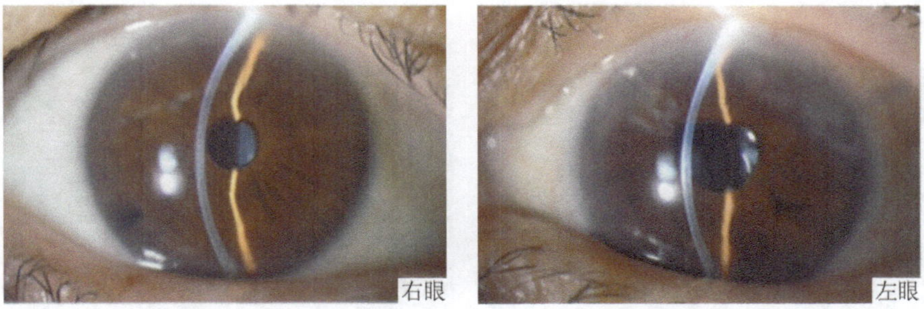

右眼7点位见一虹膜周切口；左眼周边角膜与虹膜前粘连，中央前房深，周边前房消失，全周周边虹膜前粘连。

图5－1　双眼前节照相

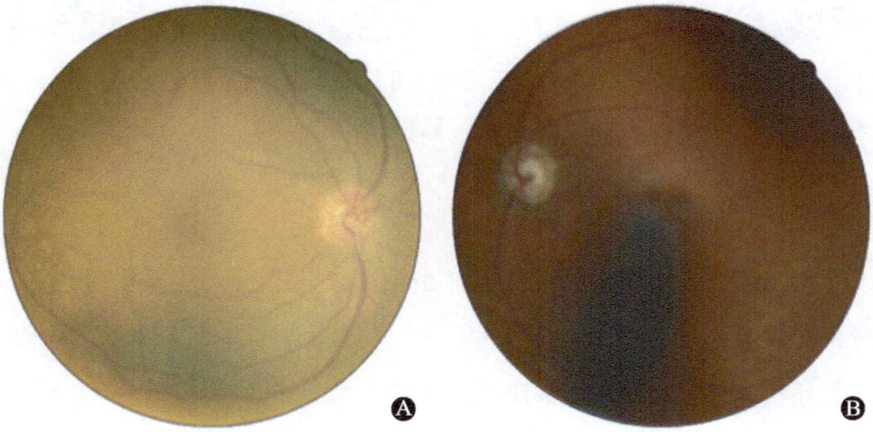

右眼眼底见视盘界清色红，C/D = 0.3；左眼眼底见视盘界清色苍白，C/D = 0.7。

图5－2　双眼眼底照相

笔记

（2）辅助检查

①房角镜：右眼静态下全周房角 NⅢ，动态下全周房角开放；左眼静态下全周虹膜前粘连，全周房角 NⅣ，动态下全周房角关闭。

②UBM（图 5-3）：右眼全周房角开放，左眼全周房角关闭。

③眼轴：右眼 22.20 mm，左眼 22.16 mm。

④OCT：右眼 RNFL 厚度正常，左眼 RNFL 厚度全周降低。

⑤视野：右眼：MD -3.56 dB，VFI 91%；左眼：MD -24.34 dB，VFI 28%。

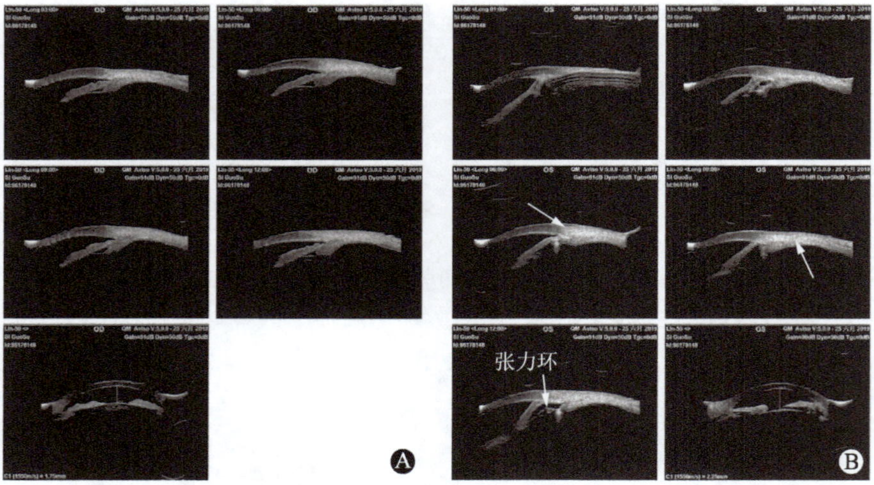

右眼全周房角开放，左眼全周房角关闭。图上箭头示意囊袋张力环。

图 5-3　双眼 UBM

[诊断]

左眼抗青光眼术后眼压失控（引流阀植入术后），左眼睫状环阻滞型青光眼（囊袋张力环植入术后），左眼慢性闭角型青光眼，左眼人工晶状体眼，右眼激光虹膜周切术后，右眼年龄相关性白内障。

[治疗经过]

患者入院后，完善相关检查，对其病情进行详细梳理后，考虑该患者多次引流管内口分离失败的关键原因可能在于睫状环阻滞，因此，手术方案的重点在于解除睫状环阻滞。综合考虑之下，对该患者行左眼前段玻璃体切除 + 房角分离 + 虹膜周切 + 引流阀调整 + 瞳孔成形 + 前房成形术。术后第 1 天患者无诉不适，左眼眼压 15.2 mmHg。术后 1 个月复查，患者左眼前房深，眼压为 14.0 mmHg。

病例分析及讨论

本例患者为老年女性，有慢性闭角型青光眼病史，左眼曾行微切口白内障超声乳化吸除 + 人工晶状体植入 + 囊袋张力环植入 + 房角分离术，因术后眼压高而进一步行引流阀植入术，后因反复出现高眼压、浅前房而多次行引流阀内口虹膜分离术，但是效果欠佳。本次因“左眼抗青光眼术后 1 年，眼压失控 3 个月”来我院就诊，左眼入院查体发现：VAcc −2.75 = 0.7，眼压 36.1 mmHg，左眼颞上结膜下可见引流管，中央前房深，周边前房消失，未见引流管口，人工晶状体位正、透明，眼底见视盘界清色苍白，C/D = 0.7。

对于这样的复杂难治性青光眼患者，尤其是既往已经明确青光眼诊断，且进行过多次抗青光眼手术但仍未能成功的患者，我们需要详细分析其既往病史，以对既往手术不成功的原因进行深入探究。

首先是该患者左眼眼压高的原因，考虑如下：①房角已经完全关闭；②引流管内口堵塞；③引流管外部瘢痕。针对原因②和③，可行房角分离术，患者也多次行引流阀内口虹膜分离术。但是患者左眼眼压仍高，且反复出现浅前房，这可能还需要进一步探究浅前房的原因。

患者左眼出现浅前房的原因包括滤过过强或睫状环阻滞。患者

笔记

行左眼引流阀植入术后眼压在 15 mmHg 左右，术后出现前房浅Ⅱa 度，回顾病史得知患者术后曾有高眼压性浅前房，且 UBM 见虹膜根部有高回声影像与之相贴，高回声影像即是囊袋张力环，而张力环与虹膜根部紧密相贴可能产生睫状环阻滞，考虑患者的浅前房是睫状环阻滞引起的。

睫状环阻滞型青光眼，通常发生于抗青光眼术后数日或数月，前房极度变浅或消失，眼压升高，用一般的抗青光眼药物或手术治疗无效。本例患者的睫状环阻滞产生的最可能原因是囊袋张力环的植入。囊袋张力环致使晶状体囊与虹膜根部后表面接触，通过 UBM 我们可以看到睫状突与囊袋张力环非常接近或相贴，形成了房水向前流动的环状阻滞。而囊袋张力环与晶状体囊和虹膜形成的复合体，受张力环和囊袋张力的缘故，整体前移不明显，致使该病例未产生典型的Ⅲ度浅前房表现。综合考虑之下，给予该患者行左眼前段玻璃体切除 + 房角分离 + 虹膜周切 + 引流阀调整 + 瞳孔成形 + 前房成形术。现患者左眼前房深，眼压稳定。

该病例给我们带来的启示包括：①囊袋张力环植入导致恶性青光眼的情况罕有出现，但不无可能；②囊袋张力环植入术后高眼压时应考虑恶性青光眼可能；③囊袋张力环植入导致的恶性青光眼可能不出现典型浅前房表现，尤其是中央前房；④在植入囊袋张力环时，应注意预防睫状环阻滞的发生，尤其是对于短眼轴的患者；⑤囊袋张力环植入术后继发恶性青光眼，要考虑到张力环引起睫状环阻滞的可能。

参考文献

[1] 曹国凡，蒋沁. 经巩膜睫状体光凝术治疗睫状环阻滞性青光眼临床观察 [J]. 国际眼科杂志，2010，10(10)：1977 – 1978.

[2] 彭华琮. 人工晶状体及囊袋张力环植入眼恶性青光眼 1 例 [J]. 国际眼科杂

笔记

志，2007，7(6)：1775 - 1776.

[3] DAVE P, SENTHIL S, RAO H L, et al. Treatment outcomes in malignant glaucoma [J]. Ophthalmology, 2013, 120(5): 984 - 990.

[4] RANI P K, GULATI I, RAO H L, et al. 25g pars plana vitrectomy and irido-zonulo-hyaloido-vitrectomy in the management of malignant glaucoma in phakic eyes following trabeculectomy [J]. Retin Cases Brief Rep, 2018, 12(1): 33 - 35.

笔记

病例 6
抗青光眼术后浅前房

◆ 导读

青光眼滤过手术后出现浅前房，我们往往会先区分是高眼压性浅前房，还是低眼压性浅前房，前者主要考虑恶性青光眼，后者主要考虑滤过过强。除此之外，青光眼滤过术后早期出现的浅前房主要考虑是因为滤过过强，而中远期出现的低眼压性浅前房，需要考虑包裹性滤过泡、滤过泡渗漏和巩膜溶解。其中由于巩膜溶解的发生率很低，一般不容易想到。希望这例抗青光眼术后浅前房的患者会给您一点启发。

病历摘要

[基本信息]

笔记

患者，男性，44 岁。主诉：右眼视物模糊 1 年，加重 3 个月。

患者3个月前于外院诊断为右眼青光眼，目前以盐酸卡替洛尔滴眼液、布林佐胺滴眼液及毛果芸香碱滴眼液治疗。

[眼科检查]

（1）专科检查

VAsc：右眼0.8，左眼1.0；眼压：右眼15.4 mmHg，左眼7.9 mmHg。右眼结膜无充血，角膜透明，KP(－)，中央前房略浅，周边前房约1/4 CT，虹膜纹理清，瞳孔欠圆，长径约3 mm，直间接对光反射存在，MG(－)，晶状体透明，玻璃体絮状混浊，眼底见视盘界清色淡，C/D＝0.8，后极部视网膜平伏；左眼结膜无充血，角膜透明，KP(－)，中央前房略浅，周边前房约1/4 CT，虹膜纹理清，瞳孔圆，直径约2.5 mm，直间接对光反射存在，MG(－)，晶状体透明，玻璃体絮状混浊，眼底见视盘界清色淡，C/D＝0.3，后极部视网膜平伏（图6－1、图6－2）。

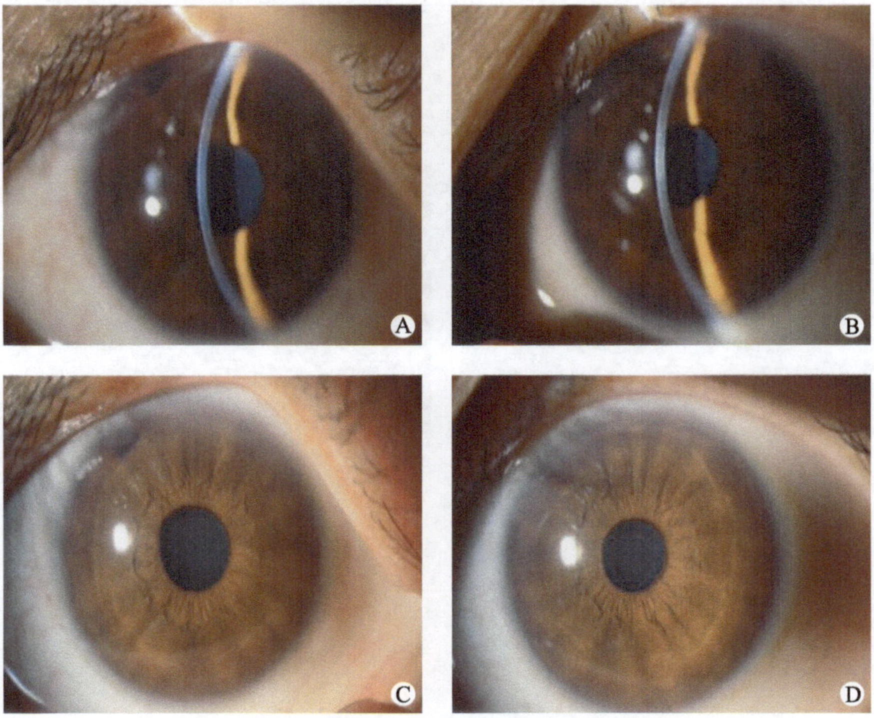

图6－1　双眼前节照相

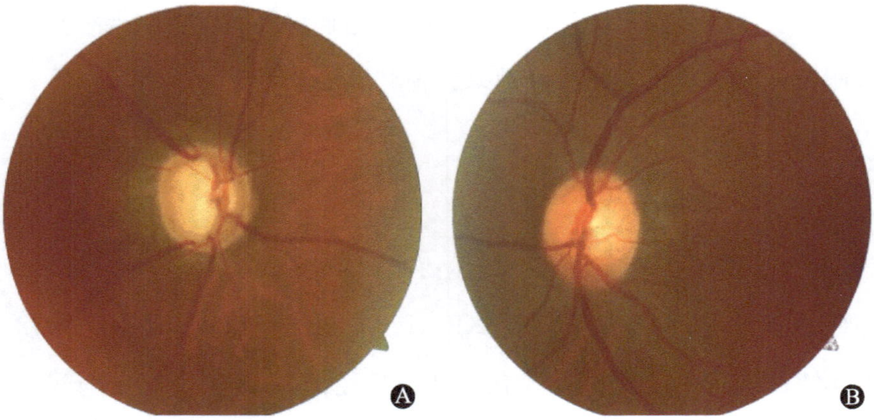

图 6－2　双眼眼底照相

（2）辅助检查

①房角镜：右眼静态下全周房角 NⅣ，动态下 9:00—12:00—4:30 位粘连关闭，余房角开放；左眼静态下全周房角 NⅣ，动态下 10:30—1:30 位粘连关闭，余房角开放。

②OCT：右眼下方、上方 RNFL 变薄，左眼 RNFL 厚度暂无明显异常。

③B 超（图 6－3）：双眼玻璃体轻度混浊。

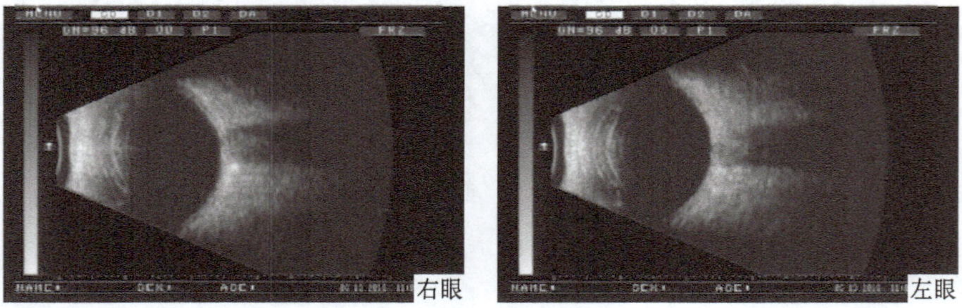

图 6－3　双眼 B 超

④A 超（晶状体厚度）：右眼 4.72 mm，左眼 5.01 mm。

⑤IOL-Master（眼轴）：右眼 21.58 mm，左眼 21.40 mm。

[诊断]

双眼原发性慢性闭角型青光眼。

[治疗经过]

患者入院后行右眼小梁切除＋前房成形术，术中以12点位为中心做巩膜瓣，0.025 g/mL氟尿嘧啶棉片置于巩膜瓣下5分钟后大量生理盐水冲洗，手术顺利。术后患者右眼眼压波动于10.6～14.7 mmHg，滤过泡弥散隆起。同时左眼予以激光虹膜周切术。

右眼术后1周，查体见右眼裸眼视力0.3，眼压5.7 mmHg，滤过泡弥散隆起，荧光素染色无明显渗漏，Ⅲ度浅前房，瞳孔区晶状体前表面与角膜内皮相贴，瞳孔约4 mm×5 mm，眼底见C/D＝0.8。随后门诊予以复方托吡卡胺滴眼液及硫酸阿托品眼用凝胶点右眼（一天2次）治疗，期间眼压波动于5.7～11.8 mmHg，前房较前有所加深（图6－4），患者觉右眼视力较前提高（由0.3提高到0.8）。右眼术后4个月，患者再次来院就诊，因右眼视力快速下降，查体见右眼Ⅲ度浅前房，收住入院。

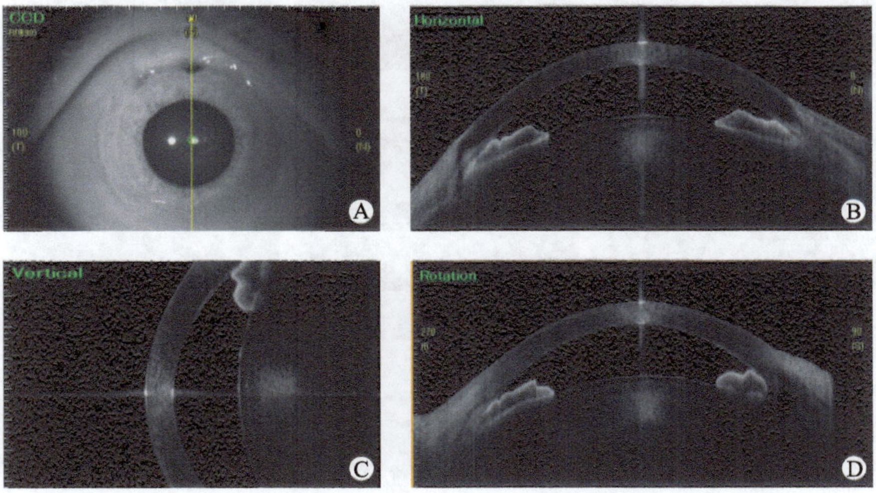

图6－4　右眼前节OCT

（1）入院后查体

VAsc：右眼FC/50 cm，左眼1.0；眼压：右眼7.9 mmHg，左眼15.0 mmHg。右眼结膜无充血，滤过泡弥散，角膜透明，

KP(-)，Ⅲ度浅前房，虹膜纹理清，瞳孔不规则散大，直径约 6 mm，瞳孔后粘连，直间接对光反射消失，MG(-)，晶状体透明，玻璃体絮状混浊，视盘界清色淡，C/D = 0.8，黄斑中心凹反光未见，后极部视网膜平伏；左眼结膜无充血，角膜透明，KP(-)，中央前房浅，周边前房约 1/4 CT，虹膜纹理清，7 点位虹膜周切口通畅，瞳孔圆，直径约 3 mm，直间接对光反射存在，MG(-)，晶状体透明位正，玻璃体絮状混浊，视盘界清色红，C/D = 0.3，黄斑中心凹反光未见，后极部视网膜平伏。

（2）辅助检查

①UBM（图 6 - 5）：右眼前房浅，1、3、6、9、12 点位房角关闭。

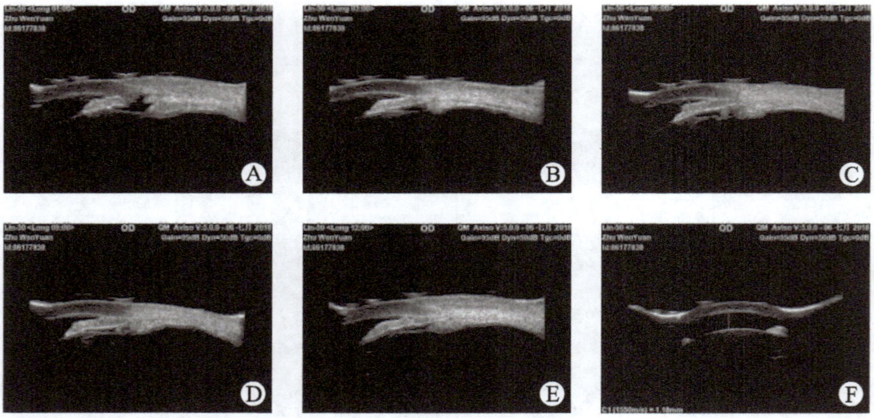

图 6 - 5　右眼 UBM

②入院 1 天后行右眼前房成形术。术后第 1 天，患者诉右眼胀痛，眼压升高，后前房逐渐变浅。术后第 2 天，右眼眼压 4.5 mmHg，前房仍较浅，考虑需要二次手术重建前房，遂入院后第 5 天行右眼巩膜探查术 + 异体巩膜移植术 + 前房成形术，术中见 2 点位（第一次手术巩膜瓣以 12 点位为中心）约距角膜 4 mm 处巩膜溶解，部分透见脉络膜，将异体巩膜缝合于巩膜溶解处，并成形前

房，手术顺利。出院后 1 个月，患者再次来院就诊，右眼视力稳定，眼压 10.0 mmHg。

病例分析及讨论

本例患者为中年男性，因“右眼视物模糊 1 年，加重 3 个月”入院。入院后完善相关检查，诊断为双眼原发性慢性闭角型青光眼，并行右眼小梁切除术，术中以 12 点位为中心做巩膜瓣，并使用 0.025 g/mL 氟尿嘧啶棉片置于巩膜瓣下 5 分钟，手术顺利，术后滤过泡弥散隆起，眼压波动于 10.6 ~ 14.7 mmHg。术后 1 周，患者右眼开始出现Ⅲ度浅前房，眼压偏低，伴视力下降，予以散瞳治疗后，前房较前有所加深，右眼视力较前提高。术后 4 个月，患者自觉视力快速下降，门诊就诊发现右眼Ⅲ度浅前房，入院后进行了滤过通道探查，发现存在巩膜溶解，后予异体巩膜移植术。术后 1 个月，视力稳定，眼压为 10.0 mmHg。

巩膜溶解是巩膜细胞及细胞外基质溶解破坏的过程，早期可表现为无血管及局限性缺血变白。既往有研究报道小梁切除术及翼状胬肉切除术中联合抗代谢药物的使用，术后发现巩膜溶解。这可能是抗代谢药物在抑制异常增生的同时也可使正常细胞发生凋亡和坏死，同时对血管内皮细胞有直接的毒性作用，使得巩膜出现血管障碍。小梁切除术中对巩膜区进行烧灼止血时，也有可能过度破坏巩膜浅层血管，而使得巩膜区域血供破坏。而巩膜区域由于血供和神经组织较少，代谢不活跃，一旦巩膜区域出现血供障碍，可引起巩膜溶解坏死甚至穿孔，难以修复。此外，术后由于糖皮质激素等抗炎药物的使用，可进一步抑制血供，影响巩膜修复。

本例患者在小梁切除术中未见手术区域的巩膜组织存在异常，

笔记

但是术后发生了巩膜溶解，无法排除跟术中抗代谢药物的应用或术中烧灼止血相关。此外，另一个难以解释的现象就是巩膜溶解的部位非手术区域，而是邻近手术区域（手术区域为11—12—1点位，巩膜溶解部位为2点位）。2021年，我在临床工作中再次遇到了巩膜溶解的病例。这是一位右眼碱烧伤合并双眼慢性闭角型青光眼的患者，因为右眼眼压不能控制，在碱烧伤后1月余行小梁切除术，术中巩膜未见明显异常，但在术后6个月出现低眼压、浅前房，行巩膜探查时，发现巩膜瓣下存在巩膜溶解，对该患者行右眼滤过泡修补+异体巩膜植入术，现该患者右眼眼压稳定，前房深。

小梁切除术中联合抗代谢药物的使用可减少滤过泡的纤维化，提高手术成功率，但是对于部分患者而言，也可能因其不良反应发生较严重的并发症。术后应密切随访观察，尽早发现及时处理。此外，也要根据病情的严重程度、患者的特殊性来慎重地选择抗代谢药物的使用浓度和时间、烧灼止血的程度及术后糖皮质激素的应用，以减少巩膜溶解等较严重并发症的发生。

参考文献

[1] COUTINHO I, SILVA D, MOTA M, et al. Reconstruction of delayed scleral flap melting with bovine pericardium after trabeculectomy with mitomycin C [J]. GMS Ophthalmol Cases, 2017, 7: 15.

[2] 陆为民，杨庆. 翼状胬肉术后发生巩膜溶解分析[J]. 国际眼科杂志，2011，11(9)：1658－1659.

[3] 梁婧，李芙蓉，黄艳明. 翼状胬肉术后巩膜溶解的临床观察[J]. 中国眼耳鼻喉科杂志，2013，13(3)：163－164,167.

[4] 胡萍，李淑卿，乔智. 复合式小梁切除术后巩膜瓣溶解的临床处理 [J]. 山东大学学报(医学版)，2002，40(2)：188.

笔记

病例 7 双眼 Vogt－小柳－原田综合征误诊为急性闭角型青光眼缓解期

◆ 导读

前房浅、视力下降、急性病程是急性闭角型青光眼的临床特征，本病例为老年男性，视物模糊，就诊时前房极浅，被误诊为急性闭角型青光眼。但经一系列的检查发现患者存在双眼睫状体脱离、脉络膜脱离、视网膜脱离，经 FFA 证实为 Vogt－小柳－原田综合征。这样一个病例的事后分析也值得学习。

病历摘要

[基本信息]

患者，男性，69 岁。主诉：双眼视物模糊伴眼红、头痛 14 天。

笔记

患者既往有高血压 10 年，自诉血压控制可。否认双眼外伤史及手术史。曾于当地医院行头颅 CT 检查，无明显异常。曾于当地医院就诊，诊断为双眼青光眼，予以药物治疗。

[眼科检查]

（1）专科检查

Vasc：右眼 0.15，左眼 0.15；眼压：右眼 13.3 mmHg，左眼 8.3 mmHg。双眼结膜混合充血，角膜透明，色素性 KP(+)，前房极浅，周边前房 < 1/4 CT，前房闪辉(+)，瞳孔尚圆，直径约 3.5 mm，对光反射迟钝，虹膜膨隆，晶状体混浊，表面见色素沉着，小瞳下眼底隐见视盘水肿伴放射状出血，余窥不清（图 7 – 1）。

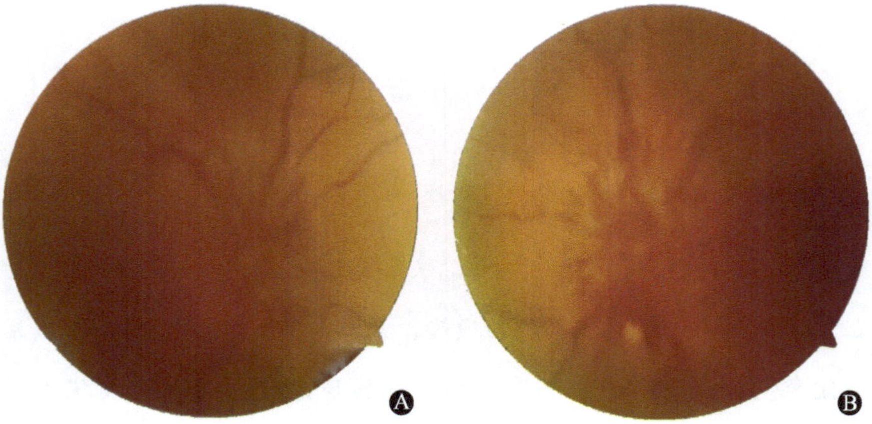

图 7 – 1　双眼眼底照相

（2）辅助检查

①房角镜：右眼静态下全周房角 NⅣ，动态下 10—12—3 点位房角开放，余关闭；左眼静态下全周房角 NⅣ，动态下 7—12—3 点位房角开放，余关闭。

②眼轴：右眼 23.01 mm，左眼 23.10 mm。

③A 超（晶状体厚度）：右眼 4.10 mm，左眼 4.68 mm。

笔记

④OCT（图7－2）：双眼黄斑区视网膜皱褶，脉络膜皱褶。

⑤B超（图7－3）：双眼玻璃体轻度混浊，双眼视网膜脱离，双眼脉络膜脱离。

⑥UBM（图7－4）：双眼睫状体脱离。

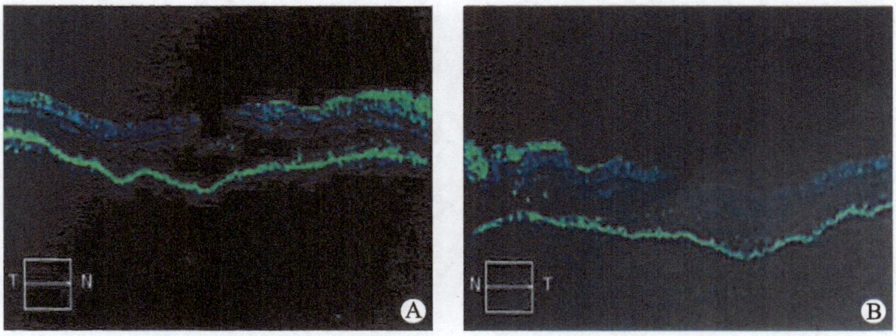

图7－2　双眼OCT

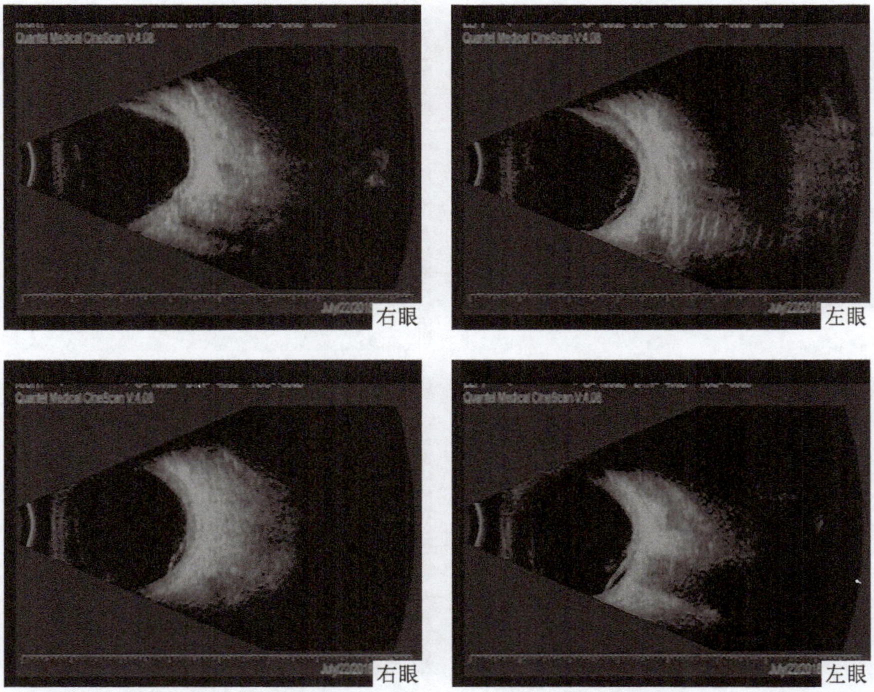

图7－3　双眼B超

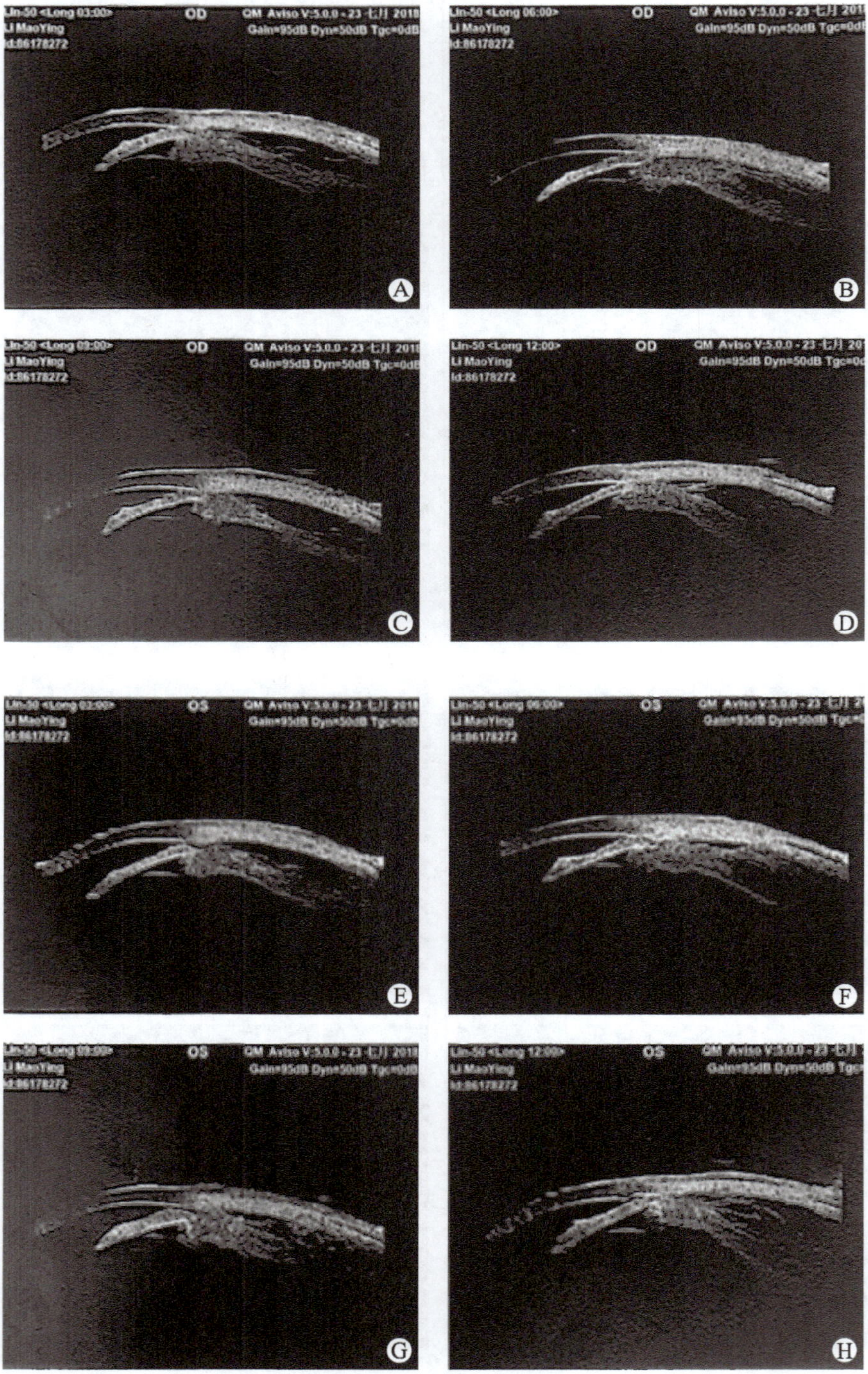

图 7-4　双眼 UBM

笔记

[初步诊断]

双眼原发性急性闭角型青光眼（双眼缓解期），双眼并发性白内障，高血压病。

[治疗经过]

患者入院后完善相关检查，根据B超、UBM结果发现，患者双眼同时合并脉络膜脱离、视网膜脱离、睫状体脱离，无法排除眼底病变继发青光眼可能，予以双眼眼底血管造影明确诊断。FFA + ICGA（图7－5）示双眼视盘早期毛细血管扩张，晚期荧光增强渗漏，双眼视盘下方晚期见湖样改变，双眼下方及颞下方视网膜隆起，ICGA示双眼视网膜点状低荧光。修正诊断为双眼Vogt－小柳－原田综合征，双眼并发性白内障，双眼浅前房，高血压病。

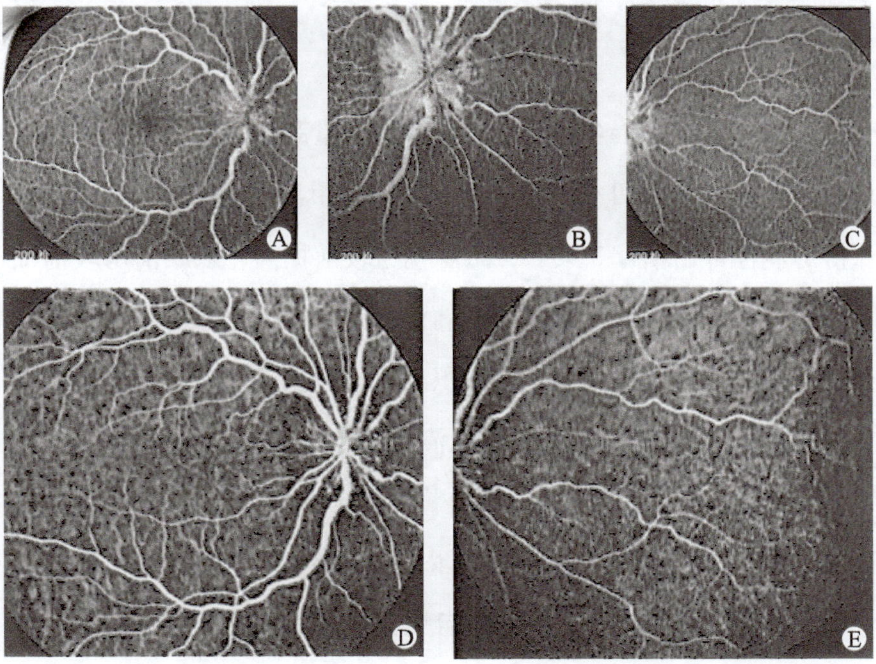

笔记

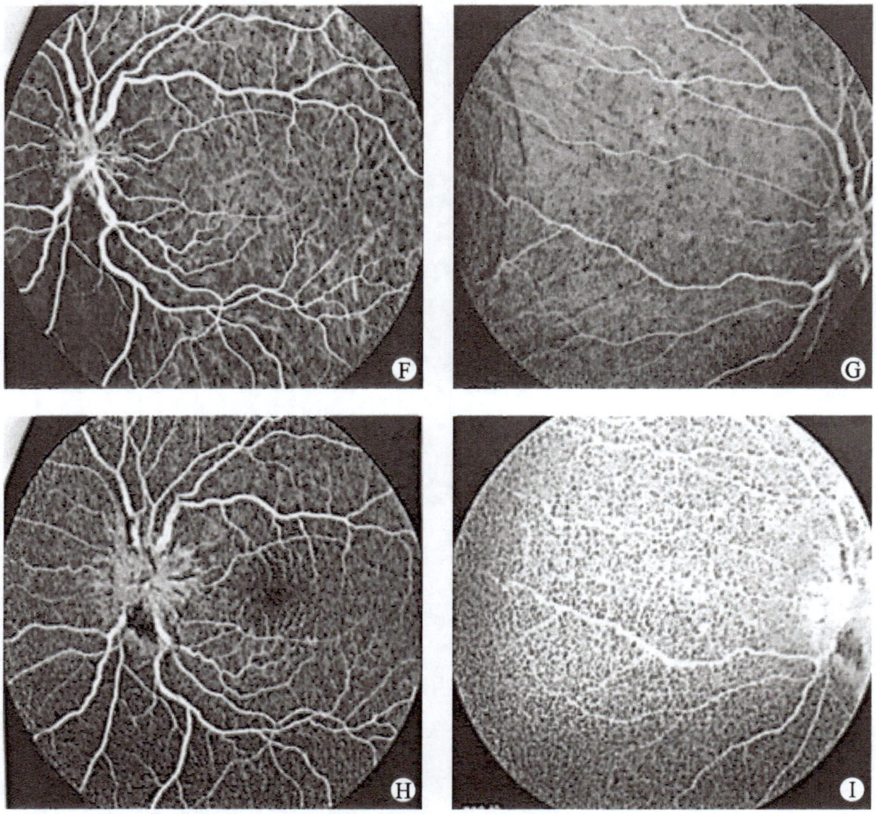

图7－5　双眼 FFA＋ICGA

患者进一步完善全身检查，并行大剂量激素冲击治疗，同时予以双眼激光虹膜周切术预防青光眼发作。甲泼尼龙 1 000 mg 每天 1 次静脉滴注冲击治疗 3 天后，患者视力较前提高，双眼前房较前加深，眼底见视盘水肿伴放射状出血较前好转，行 OCT（图 7－6）检查：双眼黄斑区仍见视网膜下积液，周边视网膜浅脱离。继续予以甲泼尼龙 500 mg 每天 1 次静脉滴注治疗，复查 OCT（图 7－7）：双眼黄斑区神经上皮层与 RPE 分离，RPE 反射紊乱，近视盘处视网膜水肿增厚。眼底内科会诊后继续予以甲泼尼龙 500 mg 静脉滴注每天 1 次治疗，联合双眼局部后 Tenon 囊注药术（曲安奈德）。2 天后，患者觉双眼视力较前好转（VAsc：右眼 0.6，左眼 0.4），复

笔记

查 OCT（图7－8）：双眼黄斑区神经上皮层与 RPE 分离，RPE 局部反射紊乱隆起，视网膜表面粗糙。后予以醋酸泼尼松龙片口服治疗，在门诊随访过程中根据患者病情好转情况而减量，患者自觉视力提高（VAsc：右眼0.8，左眼0.6），无其他不适。

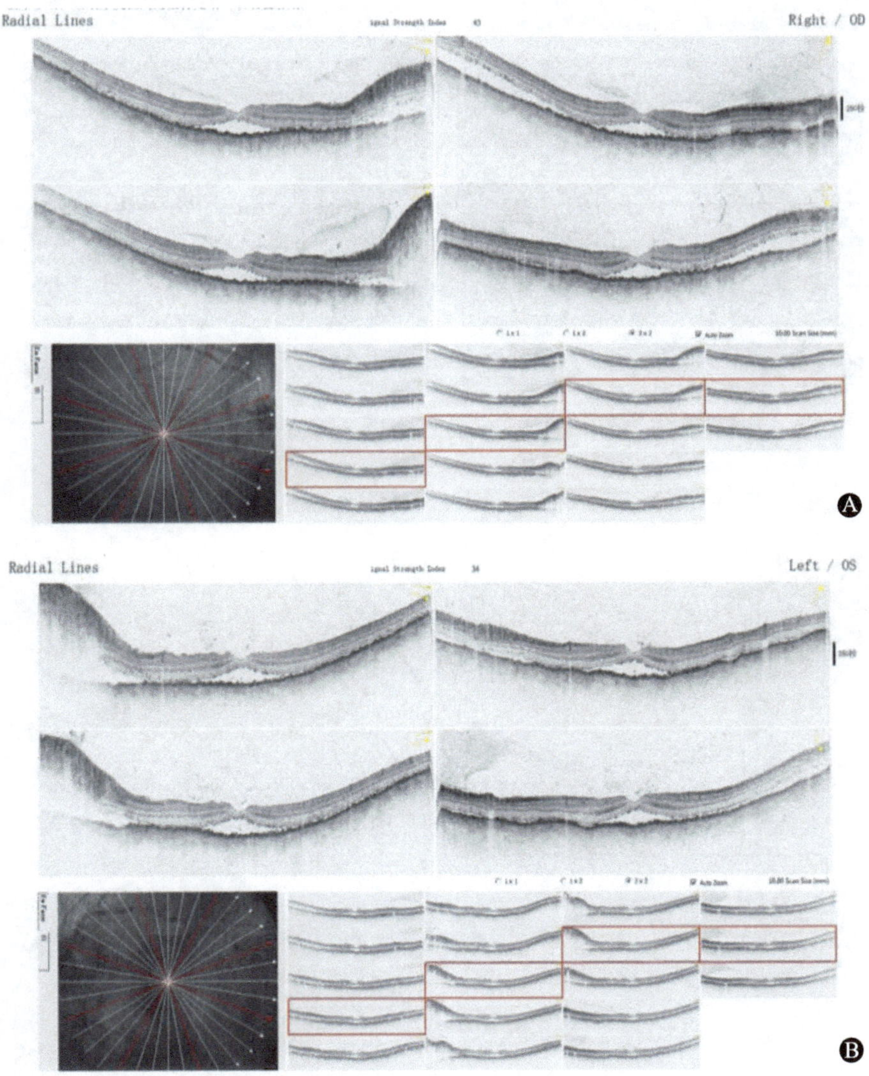

笔记

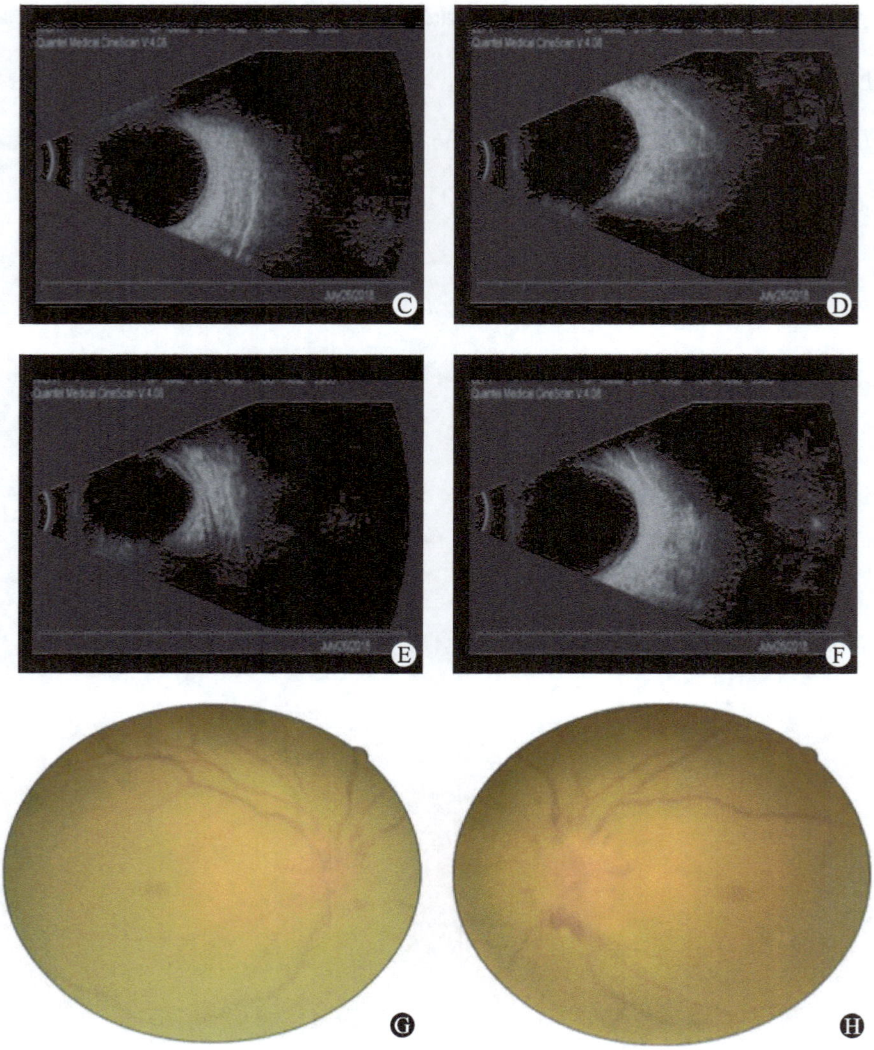

图 7－6　双眼 OCT、B 超及眼底照相

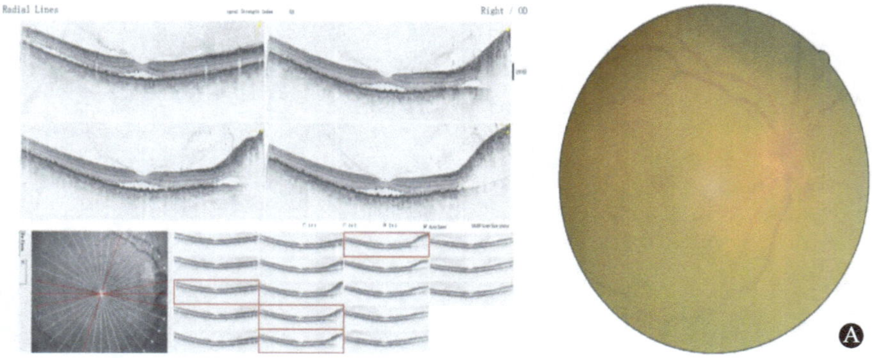

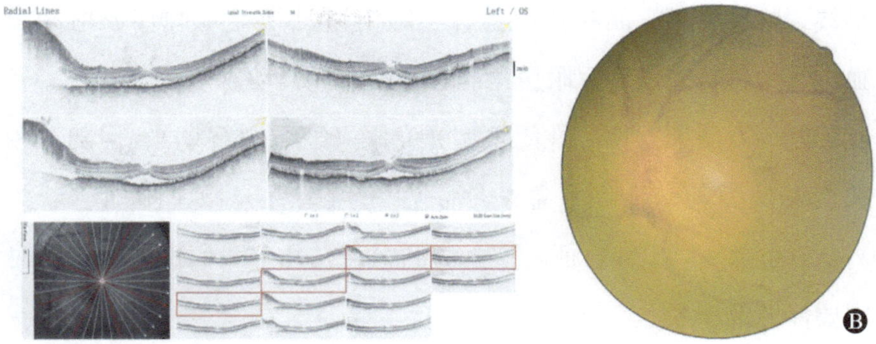

图 7-7 复查双眼 OCT 及眼底照相

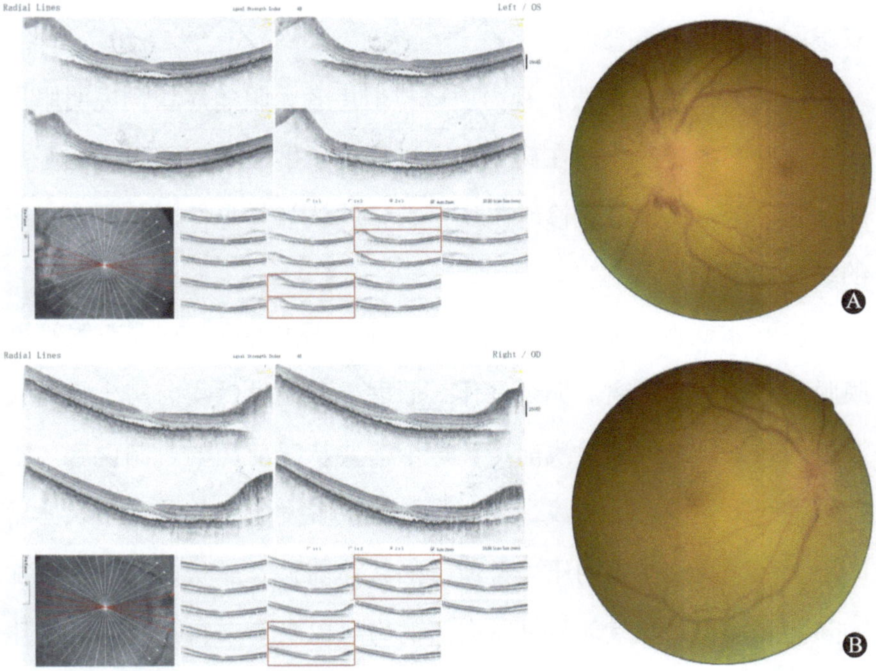

图 7-8 再次复查双眼 OCT 及眼底照相

病例分析及讨论

本例患者为老年男性，既往有高血压病史。此次因“双眼视物模糊伴眼红、头痛 14 天”入院。入院查体可见双眼结膜充血，前

笔记

房浅，虹膜膨隆，晶状体混浊，小瞳下可见视盘水肿伴放射状出血。房角镜检查发现双眼房角静态下窄 NⅣ，动态下部分开放。初步诊断为双眼原发性急性闭角型青光眼（双眼缓解期），但随着相关检查的完善，排除了急性原发性闭角型青光眼，明确诊断为 Vogt－小柳－原田综合征。这个病例中存在几个我们做鉴别诊断时需要注意的事项。

（1）双眼发病，虽然双眼发病的急性闭角型青光眼并不少见（约 50% 急性房角关闭患者的对侧眼将在 5 年内呈急性发作），但双眼同时发作仍需警惕。

（2）双眼前房极浅，视力下降，但患者无眼痛症状，说明眼压无快速升高的过程，应在病史询问过程中了解是否伴随眼红、眼痛的症状，但本例患者就诊时眼压正常，就认为是急性闭角型青光眼的缓解期了。

（3）本病例主要以脉络膜炎症为主（原田病），存在双眼视网膜脱离和脉络膜脱离。那么是什么原因导致继发性浅前房，为何大多数的原田病并不发生浅前房？这个需要从浅前房的机制说起。本例患者双眼的中央前房浅，说明晶状体位置发生了前移。晶状体后的压力大于晶状体前的压力会使得晶状体前移，晶状体前移后增加的瞳孔阻滞力和晶状体悬韧带向后的力可以平衡来自晶状体后的压力，晶状体前后房水之间的流动存在一定的阻滞，即睫状环阻滞，而这个阻滞力的来源就是晶状体与睫状体之间的狭窄间隙。本病例是位老年患者，存在一定的晶状体（膨胀）因素，同时存在睫状体脱离和睫状突水肿，这两个因素的合并形成了一定的睫状环阻滞，并进而形成浅前房。该患者测得的眼压不高，是因为睫状体脉络膜脱离后房水分泌减少，其房水的生成和排出仍能达成平衡。

笔记

参考文献

[1] SAW S M, GAZZARD G, FRIEDMAN D S. Interventions for angle-closure glaucoma: an evidence-based update [J]. Ophthalmology, 2003, 110 (10): 1869 – 1879,1930.

[2] ANG L P, AUNG T, CHEW P T. Acute primary angle closure in an Asian population: long-term outcome of the fellow eye after prophylactic laser peripheral iridotomy [J]. Ophthalmology, 2000, 107(11): 2092 – 2096.

[3] 林思耕, 林舟桥, 梁远波, 等. 原发性急性闭角型青光眼的发病率、危险因素及致盲率 [J]. 国际眼科纵览, 2018, 42(2): 73 – 77.

[5] 林海双, 叶聪, 黄强杰, 等. 小剂量激光睫状体成形术治疗急性闭角型青光眼的试点研究 [J]. 眼科, 2021,30(1): 30 – 35.

[6] 梁远波, 林海双, 张绍丹, 等. 跨晶状体压力差与睫状体阻滞——闭角型青光眼房角关闭机制思考 [J]. 眼科, 2021,30(2): 89 – 96.

笔记

病例 8
ICE 综合征继发青光眼

◆ 导读

ICE 综合征，是虹膜角膜内皮综合征（iridocorneal endothelial syndrome）的简称。曾在读研究生时，一位经验丰富的教授告诉我们，这个病的手术成功率不到 50%，最好不去碰它，意思是不要轻易去做手术。一天，在听完学生们讨论一例 ICE 综合征后，我看着这位 ICE 综合征患者的 UBM 图像，突然想到如果能结合我们的穿透性 Schlemm 管成形术，利用虹膜高位的前粘连部位进行手术，可能可以防止 Schlemm 管内口的再堵塞，并实现无滤过泡的引流，从而提高 ICE 综合征的手术成功率。这样的一个小灵感，在我的脑海里扎了根发了芽，并在临床实践中加以运用。2018 年 1 月，我做了第一例 ICE 综合征患者的穿透性 Schlemm 管成形术。3 年过去了，我们已利用穿透性 Schlemm 管成形术治疗了 68 例 ICE 综合征患者，

笔记

其中多数患者是多次手术失败后的。我们总体的成功率可达80%以上，在这些成功的患者中，有86%是不需要使用任何降眼压药物的。

病历摘要—患者1

[基本信息]

患者，男性，43岁。主诉：左眼虹视5年，视物不清4个月。患者既往体健。

患者5年前曾在北京某医院因左眼高眼压行激光睫状体光凝术。

[眼科检查]

（1）专科检查

VAsc：右眼1.0，左眼HM/1 m；眼压：右眼8.3 mmHg，左眼52.9 mmHg。左眼结膜无充血，周边角膜环状水肿，余角膜雾状混浊，中央前房深，周边前房消失，虹膜前粘连，瞳孔圆，直径约3 mm，直间接对光反射存在，晶状体透明，眼底窥不清；右眼结膜无充血，周边角膜环状水肿，余角膜透明，中央前房深，房水清，周边前房消失，虹膜前粘连，瞳孔圆，直径约3 mm，直间接对光反射存在，晶状体透明，小瞳下隐见眼底视盘界清色红，C/D约0.6（图8－1）。

（2）辅助检查

①UBM（图8－2）：双眼全周房角高位前粘连。

②角膜共聚焦显微镜（图8－3）：左眼角膜内皮细胞异常，呈现典型ICE细胞。

[诊断]

左眼继发性青光眼，双眼虹膜角膜内皮综合征（Chandler综合征）。

笔记

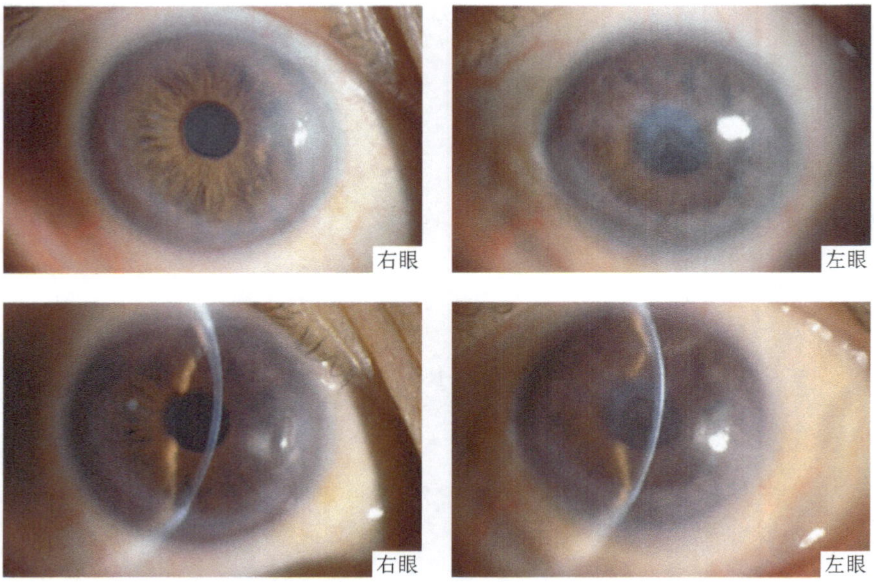

图 8－1　双眼前节照相

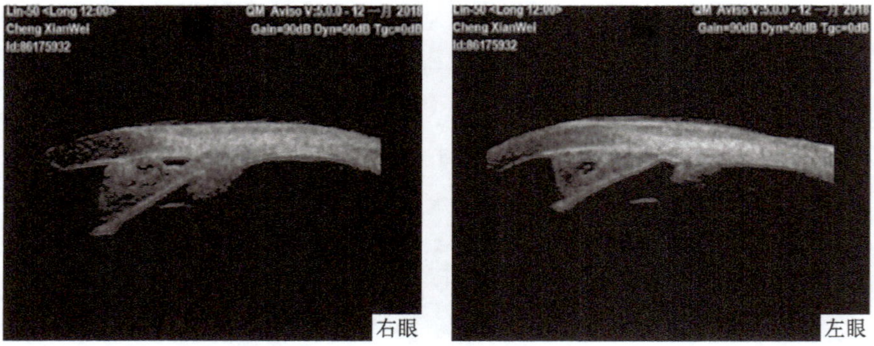

图 8－2　双眼 UBM

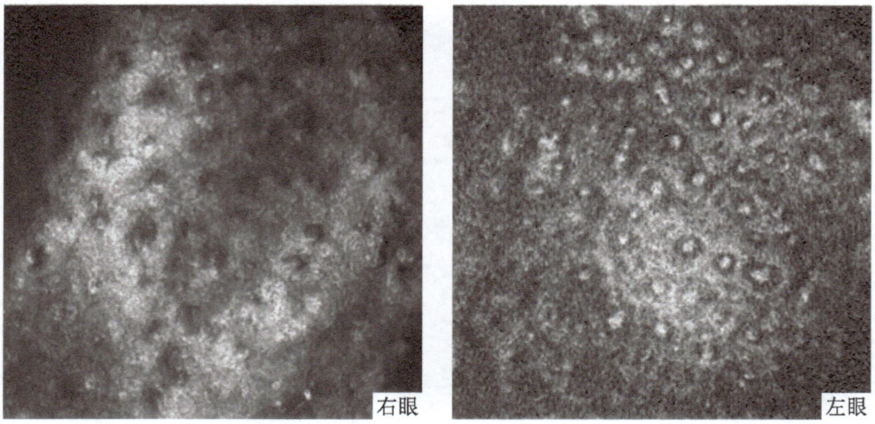

图 8－3　双眼角膜共聚焦显微镜

[治疗经过]

患者入院后行左眼穿透性 Schlemm 管成形术，术中选择高位粘连的 12 点位为中心做以角巩膜缘为基底的 4.0 mm × 3.0 mm 大小巩膜瓣，光导纤维 360°探通 Schlemm 管，同时缓慢牵拉回退光导纤维将聚丙烯缝线引入 Schlemm 管中，切除前部小梁及透明角膜组织约 2.0 mm × 1.0 mm，在不破坏高位粘连前提下进行部分周边虹膜切除，紧密缝合巩膜瓣及结膜，手术顺利。术后定期随访，期间患者眼压控制良好，未用降眼压药物，未见明显滤过泡，目前已随访至术后 3 年半，左眼眼压 11.0 mmHg（Goldmann 眼压），中央角膜透明程度较前复查下降，右眼专科检查同前，且眼压正常，转角膜专科就诊后建议左眼行角膜内皮移植术。

病历摘要—患者2

[基本信息]

患者，女性，50 岁。主诉：左眼视物模糊 2 年余，眼胀 9 个月。

既往曾于外院诊断为双眼青光眼，行左眼激光虹膜周切术（具体不详）。2018 年 2 月左眼眼压最高可达 55 mmHg，目前以布林佐胺、卡替洛尔、溴莫尼定滴眼液点左眼治疗，眼压波动于 25 ~ 35 mmHg。

[眼科检查]

（1）专科检查

VAsc：右眼 1.0，左眼 1.0；VAcc：右眼 +0.75 = 1.0，左眼 +1.00/ − 0.50 × 40 = 1.0；眼压：右眼 17.8 mmHg，左眼

笔记

25.0 mmHg。右眼前节未见明显异常，晶状体轻度混浊，小瞳下见视盘界清色红，C/D = 0.3；左眼结膜无充血，角膜下方可见散在尘状 KP，余角膜透明，中央前房深度可，周边前房约 1/3 CT，房水清，虹膜纹理欠清，上方可见周边虹膜激光孔，上方虹膜轻度萎缩，下方虹膜表面散在色素结节，可见膜样反光，瞳孔呈狭长斜椭圆形，3 mm × 6 mm，瞳孔缘外翻，直间接对光反射消失，晶状体混浊，玻璃体絮状混浊，小瞳下隐见视盘界清色红，C/D = 0.5（图 8 – 4）。

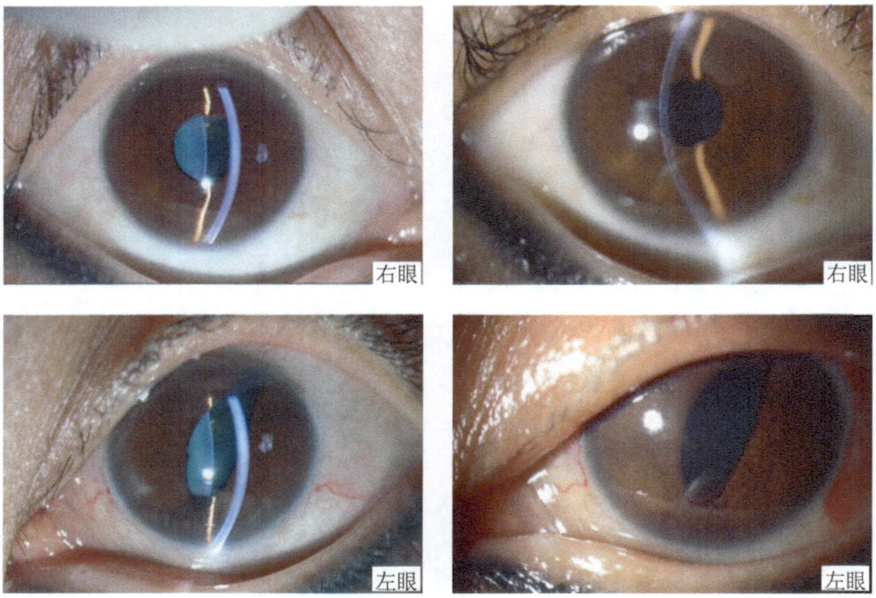

图 8 – 4　双眼前节照相

（2）辅助检查

①房角镜：右眼房角宽，全周开放，左眼静态下全周 NⅣ，动态下 7—9 点位、3—5 点位开放，余虹膜前粘连，色素 4 级。

②角膜内皮镜（图 8 – 5）：右眼 2 342.6 个/mm^2，CV 27.9%，CT 578 nm；左眼 2 348.1 个/mm^2，CV 50.9%，CT 511 nm；左眼六边形形态消失，内皮细胞内可见暗区。

笔记

③角膜共聚焦显微镜（图 8－5）：角膜内皮细胞异常，可见 ICE 细胞。

④OCT：双眼黄斑区视网膜各层形态基本可，右眼 RNFL 厚度在正常范围，左眼 RNFL 局部变薄。

⑤视野：右眼：VFI 98%，MD －1.80 dB，PSD 2.94 dB；左眼：VFI 98%，MD －2.24 dB，PSD 1.55 dB。

⑥UBM：右眼前房深度 1.85 mm，3、6、9、12 点位房角开放；左眼前房深度 2.03 mm，3、9 点位房角开放，6、12 点位房角粘连关闭，12 点位可见激光虹膜周切口。

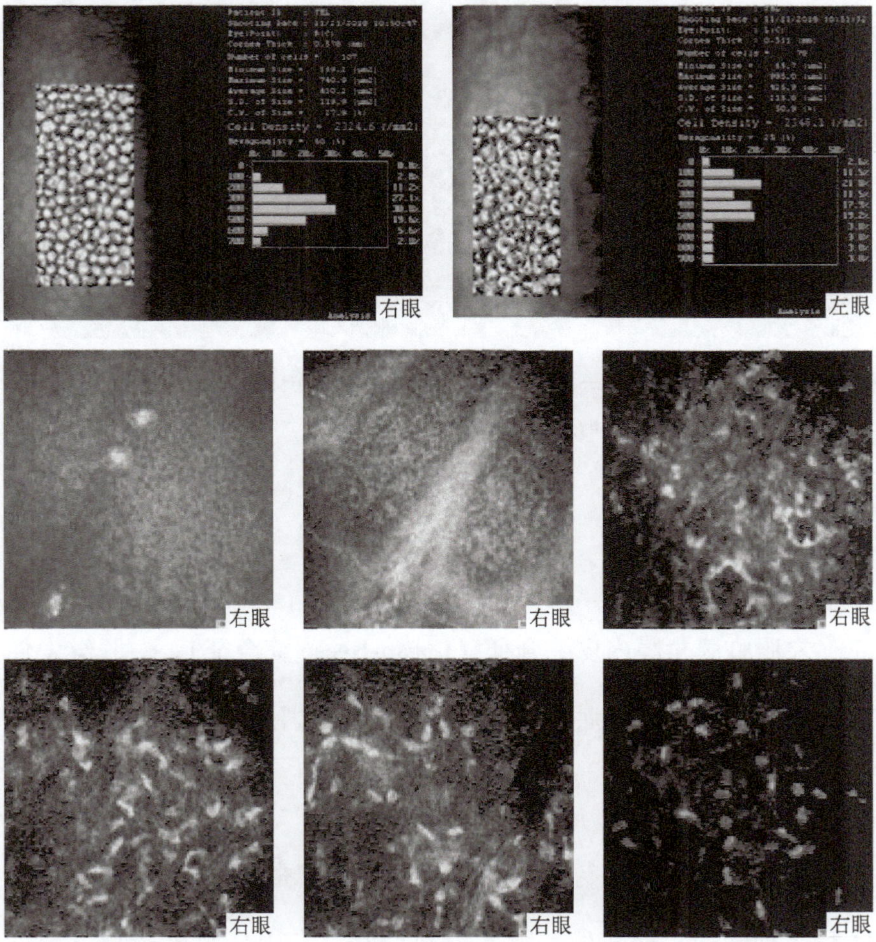

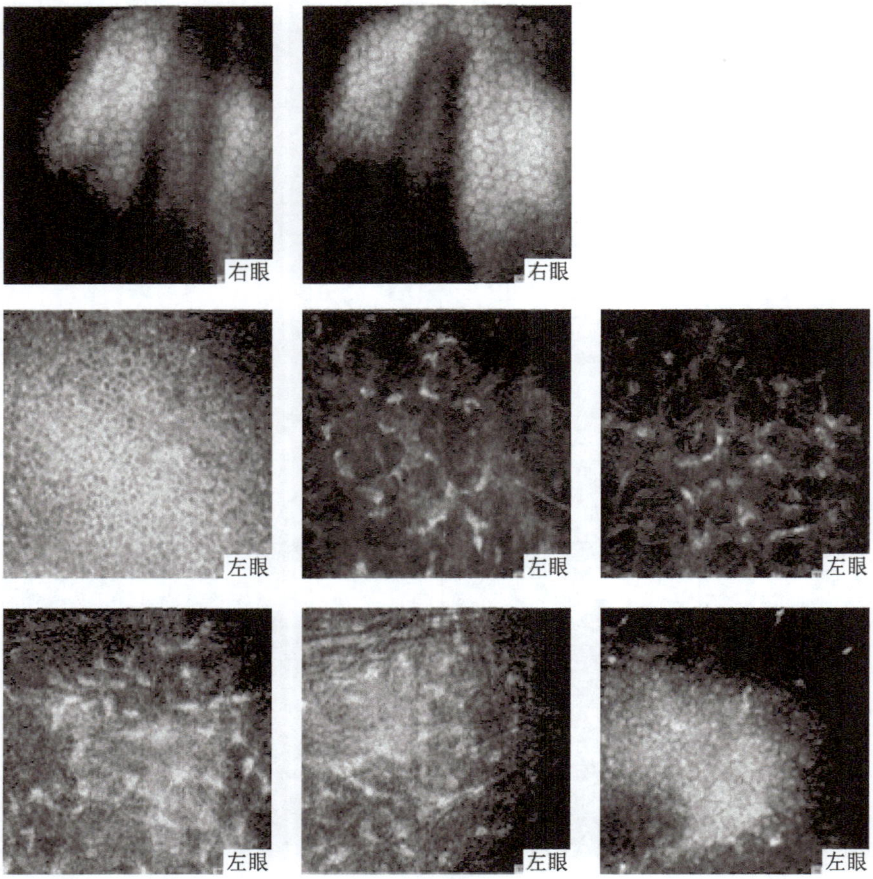

左眼：角膜内皮镜示左眼六边形形态消失，内皮细胞内可见暗区。右眼：角膜内皮细胞异常，可见核异常增殖。

图 8－5　角膜内皮镜及角膜共聚焦显微镜

[诊断]

左眼虹膜角膜内皮综合征（Cogan-Reese 综合征），左眼继发性青光眼，右眼高眼压症，双眼年龄相关性白内障。

[治疗经过]

患者入院后左眼行穿透性 Schlemm 管扩张成形术，手术顺利。术后定期随访，期间患者眼压控制良好，未用降眼压药物，未见明显滤过泡，目前已随访至术后 2 年半，左眼眼压 16.0 mmHg（Goldmann 眼压）。

病历摘要—患者3

[基本信息]

患者，男性，51 岁。主诉：左眼视物模糊 1 月余。患者既往体健。

[眼科检查]

（1）专科检查

VAsc：右眼0.6，左眼 HM/30 cm；眼压：右眼8.4 mmHg，左眼32.2 mmHg。右眼结膜无充血，角膜透明，中央前房中深，周边前房 <1/4 CT，房水清，虹膜基质萎缩，大量裂孔形成，瞳孔颞上偏位，欠圆形，直径 1.5 mm，晶状体轻度混浊，玻璃体絮状混浊，视盘界清色红，C/D =0.4，黄斑中心凹反光未见，后极部视网膜平伏；左眼结膜无充血，1—6—9 点位角膜周边弧形水肿伴混浊，中下方角膜后可见较多色素，中央前房中深，周边前房 <1/4 CT，房水清，虹膜基质萎缩，大量裂孔形成，瞳孔稍下方偏位，欠圆形，直径1.5 mm，晶状体轻度混浊，玻璃体絮状混浊，视盘界清色淡，C/D = 1.0，黄斑中心凹反光未见，后极部视网膜平伏（图8 –6）。

（2）辅助检查

①房角镜：右眼静态下 NⅣ，动态下 5—6 点位房角开放，余粘连关闭。左眼静态下 NⅣ，动态下 5∶30—6∶30 位房角开放伴膜状物遮盖，余粘连关闭。

笔记

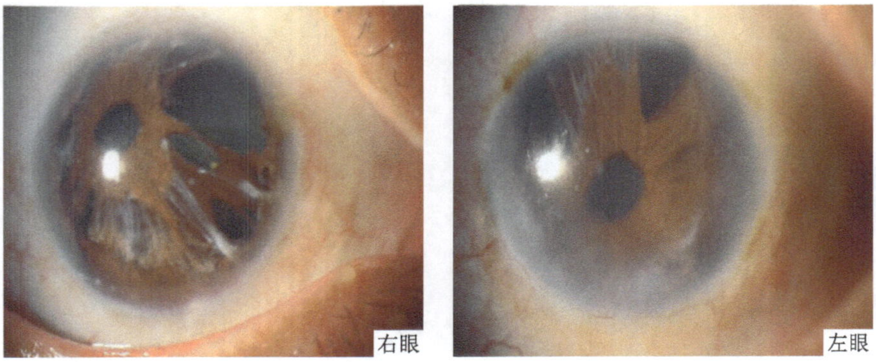

图 8-6 双眼前节照相

②角膜内皮镜：右眼 812.6 个/mm²，左眼 556.0 个/mm²。

③UBM（图 8-7）：右眼 3、6 点位房角高位前粘连；左眼 3、6 点位房角高位前粘连。

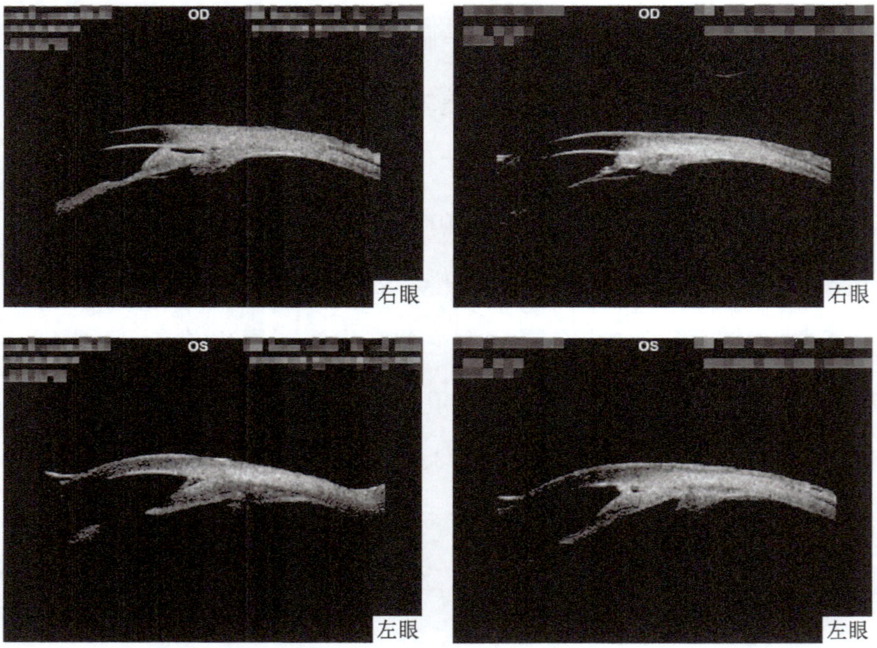

图 8-7 双眼 UBM

④OCT（黄斑 + 视盘）：右眼黄斑区视网膜各层形态基本可，左眼黄斑区神经上皮与 RPE 层局部分离，RPE 层反射局部粗糙隆

笔记

起；左眼 RNFL 厚度降低，右眼 RNFL 基本正常反射。

⑤B 超：双眼玻璃体轻度混浊，双眼视盘回声异常。

⑥视野：右眼：MD −3.44 dB，VFI 98%；左眼：MD −32.84 dB，VFI 0。

[诊断]

左眼继发性青光眼，双眼虹膜角膜内皮综合征（原发性进行性虹膜萎缩），双眼年龄相关性白内障。

[治疗经过]

患者入院后行左眼穿透性 Schlemm 管成形术，术中选择高位粘连的 3 点位为中心做以角巩膜缘为基底的 4.0 mm × 3.0 mm 大小巩膜瓣，光导纤维 360°探通 Schlemm 管，同时缓慢牵拉回退光导纤维将聚丙烯缝线引入 Schlemm 管中，切除前部小梁及透明角膜组织约 2.0 mm × 1.0 mm，在不破坏高位粘连前提下剪除相应部位周边虹膜，紧密缝合巩膜瓣及结膜，手术顺利。术后定期随访，期间患者眼压控制良好，未用降眼压药物，未见明显滤过泡，目前已随访至术后 1 年，左眼眼压 13.0 mmHg（Goldmann 眼压）。

病例分析及讨论

患者 1 为中青年男性，专科检查提示患者双眼虹膜轻度萎缩，虹膜纹理稀疏，双眼全周虹膜高位前粘连并超过 Schwalbe 线，双眼角膜内皮检查均呈现典型的高反射核 ICE 细胞，且表现为左眼高眼压，根据患者病史、眼部前节特征、角膜内皮镜和共聚焦显微镜等辅助检查及角膜病专科会诊后明确其诊断，为双眼虹膜角膜内皮综合征（Chandler 综合征）。

笔记

患者 2 为中年女性，专科检查提示左眼虹膜具有典型虹膜色素样结节改变，伴轻度虹膜萎缩，房角粘连，瞳孔变形，角膜内皮镜及共聚焦显微镜可见内皮细胞丧失六角形外观，呈现中央暗点的 ICE 细胞，对侧眼可出现高眼压、角膜内皮减少等亚临床症状，患者入院前右眼有高眼压病史，查体及辅助检查未发现明显视野及视神经损害，排除 Axenfeld-Rieger 综合征、后部多形性营养不良后应首先考虑左眼虹膜角膜内皮综合征（Cogan-Reese 综合征）引起的继发性青光眼。

患者 3 为中年男性，专科检查提示双眼虹膜基质萎缩，可见大量裂孔形成，瞳孔移位，角膜内皮镜检查提示角膜内皮异常，房角镜及 UBM 检查提示双眼房角大部分关闭，左眼 6 点位房角处可见膜状物遮盖，左眼眼底可见 C/D 为 1.0，存在视野及视神经损害，右眼未发现明显损害，考虑双眼虹膜角膜内皮综合征（原发性进行性虹膜萎缩），左眼已继发青光眼。

虹膜角膜内皮综合征是一组具有原发性角膜内皮异常特点的眼前节疾病，多单眼发病，多见于 20 ~ 50 岁，女性多于男性，无家族史，表现为角膜内皮异常、进行性虹膜基质萎缩、广泛的周边虹膜前粘连、房角关闭及继发性青光眼，多数患者经多次手术后眼压仍逐渐升高，终因大疱性角膜病变及难以控制的晚期青光眼而丧失视功能。根据临床表现，可将其分为三型，分别为：原发性进行性虹膜萎缩（PIA 综合征，以瞳孔异位、虹膜裂孔形成的极度虹膜萎缩为主）、Chandler 综合征（以角膜水肿为主，可伴轻度虹膜异常）和 Cogan-Reese 综合征（可见典型虹膜色素样结节改变，可伴不同程度的角膜水肿、瞳孔异位和虹膜萎缩）。

ICE 综合征引起继发性青光眼的主要机制是：角膜内皮细胞数量的减少及六边形结构的丧失，导致角膜水肿及失代偿、内皮细胞

笔记

上皮化（ICE 细胞），同时可有异常内皮细胞的增生，这些细胞可越过前房角，止于虹膜表面，同时虹膜色素弥漫性丧失、基质黑色素细胞汇聚及基质进行性萎缩，这些因素导致了周边虹膜前粘连，房角关闭，眼压升高，引起继发性青光眼。

在 ICE 综合征继发青光眼的患者中，仅 12%～50% 可通过药物来控制眼压，大多数仍然是通过手术治疗，甚至是多次手术来控制眼压。ICE 综合征继发青光眼的手术方式以外引流手术为主，包括小梁切除术联合抗代谢药物使用、各类引流阀植入术，近年来新型青光眼支架植入术也开始进入 ICE 综合征继发青光眼的治疗中，但各手术治疗的远期手术疗效仍不理想，结合“Campbell 膜理论”考虑远期手术疗效差可能与异常内皮细胞爬行再次堵塞手术内切口或支架内口有关，避免术后异常内皮细胞堵塞手术内口可能是维持 ICE 综合征患者抗青光眼术后远期疗效稳定的关键。

针对 ICE 综合征引起的继发性青光眼，选择在虹膜粘连最高处进行穿透性 Schlemm 管手术，这样小梁切除口角膜缘内面仍保留着虹膜前粘连，小梁切除口不暴露于前房，从而可避免虹膜进一步移行导致小梁切除口堵塞，继而导致抗青光眼手术的失败。本病例报告为 ICE 综合征继发青光眼提供了一种新的内引流手术治疗方式，术后安全有效地减低了患者眼压水平，且术后远期的随访中眼压持续平稳并且未使用降眼压药物。

参考文献

[1] DENIS P. Iridocorneal endothelial syndrome and glaucoma[J]. J Fr Ophtalmol, 2007, 30(2): 189－195.

[2] SHIELDS M B. Progressive essential iris atrophy, Chandler's syndrome, and the iris nevus (Cogan-Reese) syndrome: a spectrum of disease [J]. Surv Ophthalmol, 1979, 24(1): 3－20.

笔记

[3] CAMPBELL D G, SHIELDS M B, SMITH T R. The corneal endothelium and the spectrum of essential iris atrophy [J]. Am J Ophthalmol, 1978, 86(3): 317-324.

[4] SHIELDS M B, CAMPBELL D G, SIMMONS R J. The essential iris atrophies [J]. Am J Ophthalmol, 1978, 85(6): 749-759.

[5] LE Q H, SUN X H, XU J J. In-vivo confocal microscopy of iridocorneal endothelial syndrome [J]. Int Ophthalmol, 2009, 29(1): 11-18.

[6] TEEKHASAENEE C, RITCH R. Iridocorneal endothelial syndrome in Thai patients: clinical variations [J]. Arch Ophthalmol, 2000, 118(2): 187-192.

[7] LAGANOWSKI H C, KERR MUIR M G, HITCHINGS R A. Glaucoma and the iridocorneal endothelial syndrome [J]. Arch Ophthalmol, 1992, 110(3): 346-350.

[8] EAGE R C Jr, FONT R L, YANOFF M, et al. Proliferative endotheliopathy with iris abnormalities. The iridocorneal endothelial syndrome [J]. Arch Ophthalmol, 1979, 97(11): 2104-2111.

[9] DOE E A, BUDENZ D L, GEDDE S J, et al. Long-term surgical outcomes of patients with glaucoma secondary to the iridocorneal endothelial syndrome [J]. Ophthalmology, 2001, 108(10): 1789-1795.

[10] CHANDRAN P, RAO H L, MANDAL A K, et al. Glaucoma associated with iridocorneal endothelial syndrome in 203 Indian subjects [J]. PLoS One, 2017, 12(3): e0171884.

笔记

病例 9
长期血液透析的新生血管性青光眼

◆ 导读

导致新生血管性青光眼的病因多达40余种，大多都是由广泛累及眼后节的缺氧和局部性的眼前节缺氧导致，包括糖尿病性视网膜病变、视网膜中央静脉阻塞等。随着糖尿病患病率的升高，我国新生血管性青光眼的发病率也在不断增高。糖尿病除了带来眼部的并发症外，肾病也是其重要的全身并发症之一。因此，临床上我们会遇到长期透析的肾病患者同时合并了新生血管性青光眼，那么关于这类青光眼的处理会给我们带来什么样的问题呢？

病历摘要

[基本信息]

患者，男性，52岁。主诉：右眼视物不见半月余，胀痛1天。

笔记

患者既往有高血压病史 10 余年，以药物控制血压（氨氯地平片一天1次，一次1片），血压波动在140～160/90～100 mmHg；既往有2型糖尿病病史10余年，目前以门冬胰岛素控制血糖，血糖控制欠佳；既往有多囊肾病史10余年，口服醋酸泼尼松龙片2年余，2年前进展到尿毒症期，每周行2～3次血液透析。

[眼科检查]

（1）专科检查

VAsc：右眼 HM/BE，左眼0.5；眼压：右眼48.9 mmHg，左眼15.5 mmHg。右眼瞳孔缘可见新生血管，晶状体后囊下盘状混浊，余前节未见明显异常，小瞳下眼底窥不清；左眼前节未见明显异常，小瞳下眼底见视盘界清色淡，C/D＝0.8，可见散在出血点，视网膜平伏。

（2）辅助检查

①房角镜：右眼全周房角宽开，小梁网散在新生血管，下方象限为重；左眼全周房角宽开，未见新生血管。

②OCT：左眼黄斑区视网膜表面粗糙，局部 RPE 反射隆起，右眼屈光介质混浊，黄斑眼底隐见；左眼 RNFL 厚度局部降低，右眼屈光介质混浊，无法分析。

③UBM：右眼前房内混浊，前房内探及点状回声。前房深度：右眼3.25 mm，左眼3.43 mm。双眼各象限虹膜根部位于睫状体前部，房角开放。

④视野（左眼）：鼻侧阶梯，VFI 89%，MD －4.38 dB，PSD 4.86 dB。

⑤FFA：右眼屈光介质混浊，鼻侧、上方、颞侧视网膜隐见大范围无灌注区，视盘强荧光，双眼增殖期糖尿病视网膜病变。

笔记

[诊断]

右眼新生血管性青光眼（开角期），双眼原发性开角型青光眼（可疑），双眼增殖期糖尿病性视网膜病变，双眼代谢性白内障，2型糖尿病，高血压病，慢性肾功能不全。

[治疗经过]

患者拒绝行右眼引流阀植入术，遂于我院行局部麻醉下右眼微切口白内障超声乳化吸除术 + 人工晶状体植入术 + 小梁切除伴5-氟尿嘧啶注入术 + 玻璃体腔注药术，手术顺利，术后给予常规抗炎、预防感染治疗，术后1小时眼压12.9 mmHg，术后1天眼压波动于5.0～12.9 mmHg，出院后门诊随访。术后2周出现右眼视网膜脱离、脉络膜脱离，经保守治疗半个月后右眼脉络膜脱离、视网膜脱离复位。

出院3个月后患者再次因“右眼眼痛、眼胀半天”住院治疗，查体：VAsc：右眼 NLP，左眼0.3；眼压：右眼55.3 mmHg，左眼12.6 mmHg。右眼结膜充血，结膜及上方角巩膜缘缝线在位，上方滤过泡扁平，角膜雾状水肿，2点位可见透明切口，前房深度可，房水闪辉(++)，虹膜纹理欠清，表面可见大量新生血管，上方周切口可见，瞳孔直径约5 mm，散大固定，对光反射消失，人工晶状体在位，表面可见少量纤维渗出及色素沉着，眼底窥不清；左眼前节未见明显异常，眼底见视盘界清色淡，C/D＝0.8，可见散在出血点，视网膜平伏。

入院后予盐酸卡替洛尔滴眼液、布林佐胺滴眼液和溴莫尼定滴眼液点右眼降眼压，入院后第2天在球后阻滞麻醉下行右眼透巩膜睫状体光凝术，术中选择能量为1 100 mW，爆破时间为2 000 ms，于鼻侧、下方及颞侧象限（避开3、9点位）实施激光治疗30次，

笔记

覆盖 210°弧形，术后给予常规抗炎、预防感染治疗。术后 1 小时患者右眼眼压 48 mmHg，术后 1 天右眼眼压波动于 46.1 ~ 50.4 mmHg。

右眼透巩膜睫状体光凝术后 5 天，因患者右眼眼压仍控制不佳，于局部麻醉下（显微镜下）行右眼滤过泡分离术，手术顺利，术后 1 小时眼压 20.0 mmHg，术后 1 天眼压波动于 14.3 ~ 20.9 mmHg。术后 1 周眼压波动于 27.2 ~ 35.0 mmHg，住院期间整体眼压控制不佳，随着血液透析的进行不断波动。术后 6 个月患者门诊复诊，查体：VAsc：右眼 NLP，左眼 0.3；眼压：右眼 11.1 mmHg，左眼 12.9 mmHg（具体眼压波动见图 9 – 1）。

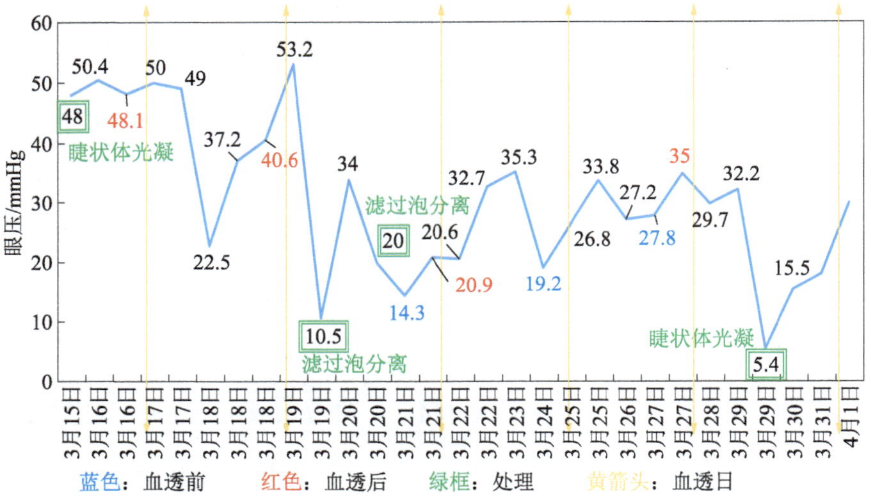

图 9 – 1　右眼透巩膜睫状体光凝术后眼压变化情况

病例分析及讨论

本例患者为中年男性，既往有高血压、糖尿病、慢性肾功能不全病史，长期进行血液透析治疗（每周 2 ~ 3 次血液透析）。患者血液透析后右眼眼压有上升趋势，光凝效果不佳。

既往研究发现血液透析会引起眼压变化，文献报道 18% ~

64.1%的尿毒症患者血液透析后眼压升高，升高幅度为1.0～12.5 mmHg。血液透析过程中90分钟时眼压升高最明显；也有报道大多数患者眼压无明显变化；此外部分患者在透析2小时出现轻度眼压降低，透析结束后眼压轻度高于基线。其中有青光眼病史、窄房角眼、浅前房眼更容易出现眼压升高，透析龄长者更易发生继发性青光眼。

关于血液透析影响眼压变化的机制，目前并无一明确结论。早期研究认为血液透析期间眼压升高是由于血浆渗透浓度（如尿素氮、肌酐浓度下降）的快速下降，或者与细胞外液转移至前房有关。随后有学者提出房水流出功能对眼压的影响，透析期间血浆渗透浓度的快速下降可导致房水生成增加，此外血液透析后的血容量升高，使得静脉压升高，并进一步导致上巩膜静脉压升高，也可使得房水排出阻力增加。如果该血液透析患者的房水排出功能正常，那么眼压升高幅度较小或能更快减小眼压波动，若存在房水流出功能损坏，则会导致眼压升高明显。

为什么这个患者的治疗会失败？考虑如下：①青光眼白内障联合手术治疗，滤过过强，术后出现视网膜脱离，推迟了眼底激光计划；②患者依从性不佳，多次建议行引流阀植入术，犹豫不定，同时眼底未随访；③频繁血液透析导致眼压十分不稳定，影响治疗效果；④血糖水平控制不佳，导致血糖波动，进一步影响眼底病变。此外，既往文献报道的16例长期血液透析的新生血管性青光眼患者，10例患者病程在2年以上，且血液透析至少每周2次。经睫状体冷凝术治疗后，4例患者再次出现眼压失控，其病程均在2年以上，血液透析至少每周2次。

该病例提示我们，长期血液透析的新生血管性青光眼患者要警惕血液透析对治疗效果的影响；血液透析时间长且频率高的患者，

笔记

可能需要更多次睫状体光凝术治疗，该治疗方式可能不是首选；早期行引流阀植入术联合眼底治疗可能更有利于此类患者的预后；同时应该提高患者依从性，让患者正确认识疾病转归。

参考文献

[1] CECCHIN E, DE MARCHI S, TESIO F. Intraocular pressure and hemodialysis [J]. Nephron, 1986, 43(1): 73－74.

[2] DOSHIRO A, BAN Y, KOBAYASHI L, et al. Intraocular pressure change during hemodialysis [J]. Am J Ophthalmol, 2006, 142(2): 337－339.

[3] FREZZOTTI P, MENICACCI C, BAGAGLIA S A, et al. Management of intraocular pressure elevation during hemodialysis of neovascular glaucoma: a case report [J]. BMC Ophthalmol, 2016, 16: 23.

[4] HU J, BUI K M, PATEL K H, et al. Effect of hemodialysis on intraocular pressure and ocular perfusion pressure [J]. JAMA Ophthalmol, 2013, 131(12): 1525－1531.

[5] LEVY J, TOVBIN D, LIFSHITZ T, et al. Intraocular pressure during hemodialysis: a review [J]. Eye, 2005, 19(12): 1249－1256.

[6] LIAKOPOULOS V, DEMIRTZI P, MIKROPOULOS D G, et al. Erratum to: intraocular pressure changes during hemodialysis [J]. Int Urol Nephrol, 2015, 47(10): 1691.

[7] LIAKOPOULOS V, DEMIRTZI P, MIKROPOULOS D G, et al. Intraocular pressure changes during hemodialysis [J]. Int Urol Nephrol, 2015, 47(10): 1685－1690.

[8] PANAGIOTOU E S, LIAKOPOULOS V, GIANNOPOULOS T, et al. Twenty-four-hour intraocular pressure monitoring in normotensive patients undergoing chronic hemodialysis [J]. Eur J Ophthalmol, 2016, 26(1): 24－29.

[9] TOKUYAMA T, IKEDA T, ISHIKAWA H, et al. Marked decrease in intraocular pressure in a neovascular glaucoma patient during hemodialysis [J]. Jpn J Ophthalmol, 1997, 41(2): 101－103.

笔记

[10] CHEN S H, LU D W, KU W C, et al. Changes in intraocular pressure during hemodialysis: a meta-analysis [J]. J Glaucoma, 2021, 30(9): 866 – 873.

[11] DINC U A, OZDEK S, AKTAS Z, et al. Changes in intraocular pressure, and corneal and retinal nerve fiber layer thickness during hemodialysis [J]. Int Ophthalmol, 2010, 30(4): 337 – 340.

笔记

病例 10
引流阀植入术后眼内炎

◆ 导读

引流阀植入术是难治性青光眼的主要治疗手段，也常带来一些术后并发症，如引流管的暴露进而导致滤过泡感染甚至感染性眼内炎的发生。但本例患者未出现引流管的暴露，却出现前房的积脓和引流管口的白色物质。经皮质类固醇治疗后好转，提示存在一种无菌性炎症。

病历摘要

[基本信息]

笔记

患者，女性，55 岁。主诉：左眼抗青光眼术后 2 月余，眼红、眼痛3天。

患者7个月前因左眼视力下降2周来院就诊，检查发现双眼眼压为27.6/26.1 mmHg，左眼虹膜可见新生血管，眼底可见视盘水肿隆起，见大片火焰状出血，未见视网膜脱离。UBM提示左眼浅前房，左眼房角镜检查示7—12—1点位房角关闭，余开放，全周虹膜膨隆。考虑左眼视网膜中央静脉阻塞，予以左眼抗VEGF治疗（2次），并于4个月前行左眼视网膜激光光凝治疗。2个月前患者复查时发现左眼眼压48.3 mmHg，房角镜检查示除7—12—1点位房角关闭外，5点位可见新生血管，行左眼引流阀植入术+玻璃体腔注药术，术后定期复查，左眼眼压波动于4.1～10.3 mmHg。

[眼科检查]

（1）专科检查

VAsc：右眼0.6，左眼HM/1 m；眼压：右眼26.2 mmHg，左眼7.5 mmHg。右眼结膜无充血，角膜透明，前房浅，周边前房深度小于1/4 CT，房水清，虹膜纹理清晰，瞳孔圆，直径约3 mm，对光反射存在，晶状体混浊，玻璃体絮状混浊，小瞳下隐见视盘界清色红，C/D＝0.4，黄斑中心凹反光未见，后极部视网膜平伏；左眼结膜混合充血，上方滤过泡充血扁平，角膜透明，中央前房稍浅，周边前房小于1/4 CT，1点位见引流管内口虹膜阻塞，管周有白色机化膜包裹，前房下方见少量积脓，约0.5 mm（图10－1），虹膜纹理欠清，表面见少量新生血管，全周虹膜后粘连，瞳孔欠圆，约5 mm×6 mm，直间接对光反射消失，晶状体混浊，玻璃体絮状混浊，小瞳下隐见视盘界清色淡，C/D＝0.7，周边视网膜见少量出血及大量陈旧性激光光凝斑，视网膜平伏，黄斑中心凹反光未见（图10－2）。

（2）辅助检查

①房角镜：右眼静态下全周NⅣ，动态下11：30—12：00—

笔记

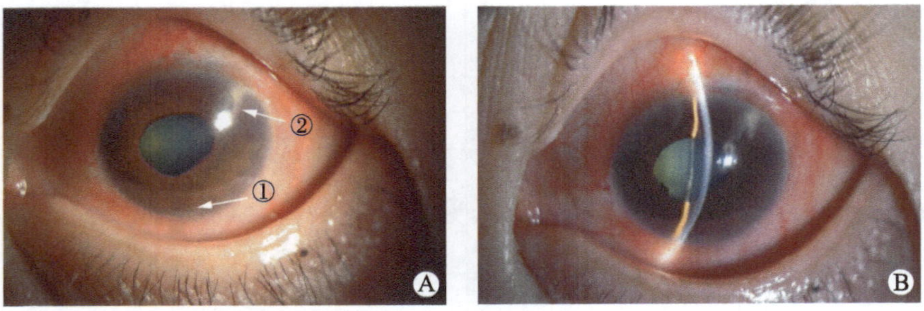

箭头①：前房积脓；箭头②：引流管管口和管周出现白脓。

图 10－1　左眼前节照相

1：00 位房角关闭，余开放；左眼未查。

②眼轴：右眼 21.37 mm，左眼 21.02 mm。

③角膜内皮镜：右眼 2239.3 个/mm^2，左眼 2253.9 个/mm^2。

④OCT（黄斑＋视盘）：左眼黄斑区视网膜表面粗糙，神经上皮层厚薄不均，层内可见无反射区及散在强光斑，余观察欠清，供参考；左眼屈光介质混浊，无法分析。

⑤B 超（图 10－2）：左眼玻璃体混浊，视盘回声异常。

⑥UBM（图 10－3）：左眼可见睫状体脱离，中央前房深度为 1.60 mm。

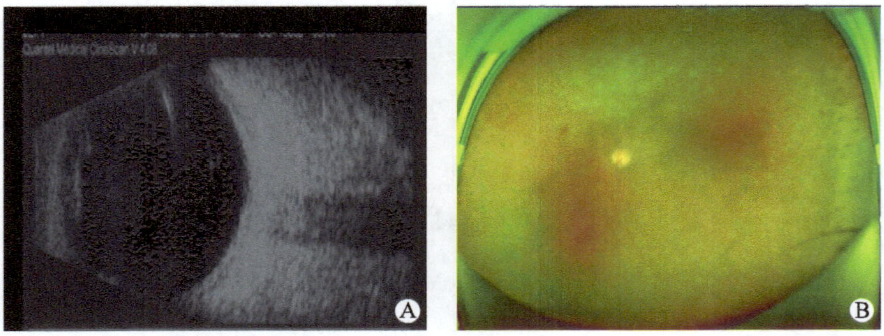

图 10－2　左眼 B 超及欧宝

[诊断]

左眼前房积脓，左眼睫状体脱离，左眼新生血管性青光眼（引

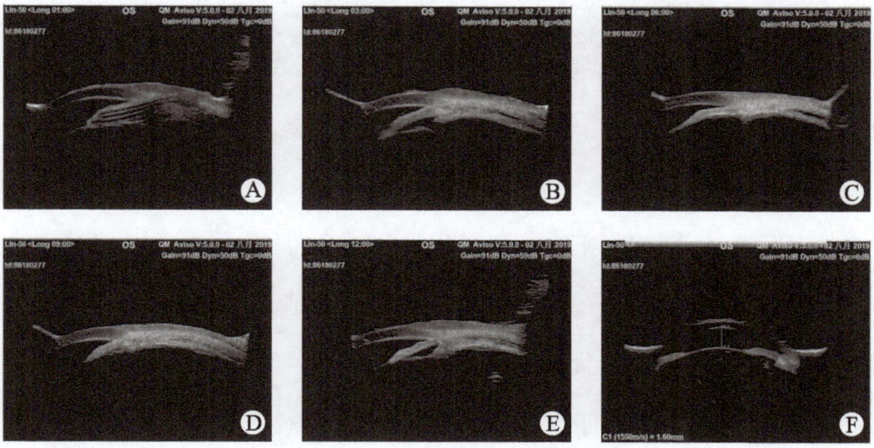

图 10－3 左眼 UBM

流阀植入术后），左眼视网膜中央静脉阻塞（左眼视网膜激光光凝术后、玻璃体腔注药术后），双眼并发性白内障，右眼原发性慢性闭角型青光眼。

[治疗经过]

入院后予普拉洛芬滴眼液、妥布霉素地塞米松滴眼液抗炎治疗，左眼前房积脓较前减少，引流管周白色机化膜较前吸收，查体见左眼前房1点位引流管内口虹膜阻塞，遂行左眼引流管内口激光虹膜周切术，激光分离虹膜与引流管内口后，见引流管口引流通畅，并继续予以妥布霉素地塞米松滴眼液等抗炎治疗。2 天后患者前房积脓消失，引流管周白色机化膜吸收。

病例分析及讨论

本例患者为中年女性，否认高血压、糖尿病病史，确诊为左眼视网膜中央静脉阻塞 7 个月，既往曾行玻璃体腔注药术及视网膜激光光凝术，2 个月前患者左眼眼压升高，虹膜可见新生血管，予左眼引流阀植入术+玻璃体腔注药术，术后眼压控制于4.1～10.3 mmHg。3天前患者觉左眼眼红、眼痛，专科检查可见1点位引流管内口虹膜阻塞，管周有白色机化膜包裹，前房下方可见少量积脓，约0.5 mm。

该患者的前房积脓性质和产生原因是我们需要进一步考虑的。若是感染性眼内炎，一般症状为突发视力下降、可见玻璃体积脓、细菌/真菌培养阳性；而非感染性眼内炎炎症反应一般较轻、使用激素等药物抗炎治疗有效、细菌/真菌培养阴性。该患者的前房炎症较轻，仅见少量前房积脓，炎症反应围绕引流管，且未见玻璃体炎症反应，予以激素及非甾体类药物抗炎治疗后，前房反应较前减轻，考虑非感染性眼内炎可能性大。

本例患者未进行前房液的分析与培养，也未用抗生素等药物治疗，但是病情恢复较快，那么该患者前房积脓的原因是什么呢？我们注意到该患者的引流管前房端与虹膜接触，且局部出现白色机化膜，前房内的炎症反应与引流管相关可能性大。因而考虑先应用激素及非甾体类抗炎药治疗，同时通过YAG激光有效去除引流管内口堵塞的虹膜，使引流管房水流出通畅，若病情无好转再考虑将引流管取出，并进行前房液的培养+药敏试验。患者在抗炎治疗后前房积脓消失，引流管周白色机化膜吸收，进一步验证了该患者无菌性眼内炎的诊断。

既往研究报道接受引流阀植入术的患者可发生慢性炎症，其发生率约为2%，引流管在触碰到角膜内皮、进入前房处角膜缘时可发生炎症反应，进一步导致角膜溃烂、虹膜堵塞引流管等。此外，糖尿病、虹膜炎等合并免疫系统疾病的患者发生无菌性眼内炎的概率更高，但是这种引流阀植入术后非感染性眼内炎的发生原因尚不明确。针对药物无法控制的顽固性炎症，可通过引流阀取出术进一步治疗。

笔记

参考文献

[1] 吴佳慧，秦驰，崔红平. 青光眼引流阀植入术常见并发症的发生及处理 [J]. 国际眼科杂志，2013，13(7)：1354 - 1357.

[2] 韩冬，田爱军，卢文胜，等. Ahmed 青光眼阀植入术后并发症分析及处理 [J]. 临床眼科杂志，2015(2)：152 - 153.

[3] GEDDE S J，SCHIFFMAN J C，FEUER W J，et al. Three-year follow-up of the tube versus trabeculectomy study [J]. Am J Ophthalmol，2009，148(5)：670 - 684.

[4] NGUYEN Q H. Avoiding and managing complications of glaucoma drainage implants [J]. Curr Opin Ophthalmol，2004，15(2)：147 - 150.

[5] SMITH M，BUYS Y M，TROPE G E. Replacement of Ahmed aqueous drainage devices in eyes with device-related complications [J]. J Glaucoma，2009，18(6)：484 - 487.

笔记

病例 11 外伤性房角后退伴睫状体黑色素细胞瘤

◆ 导读

随着临床病例数量的积累，一些少见病会进入我们的视野。在高眼压人群中，可能会发现一些罕见的继发性因素的存在。本例患者有明确的外伤史，房角镜检查发现存在房角后退，同时合并占位性病变。且看我们的分析和治疗思路。

病历摘要

[基本信息]

患者，男性，58 岁。主诉：左眼鞭炮“炸伤”后胀痛 20 天余。

20 余天前患者左眼被鞭炮“炸伤”后胀痛、眼红，伴眼睑皮

笔记

肤擦伤，偶有眼前黑影飘动，偶有头痛，于当地医院就诊，诊断为左眼眼球钝挫伤、左眼高眼压，予以左眼降眼压药物及抗炎治疗，患者自诉用药后无明显缓解，遂至我院就诊。

[眼科检查]

（1）专科检查

VAsc：右眼 1.0，左眼 1.0；眼压：右眼 16.0 mmHg，左眼 46.4 mmHg。双眼结膜无充血，角膜透明，前房深清，虹膜纹理清晰，瞳孔圆，右眼直径约4 mm，对光反射存在，左眼直径约3 mm，对光反射稍迟钝，双眼晶状体轻度混浊，小瞳下隐见视盘界清色可，C/D 约0.3，视网膜平伏，黄斑中心凹反光可见（图 11－1、图 11－2）。

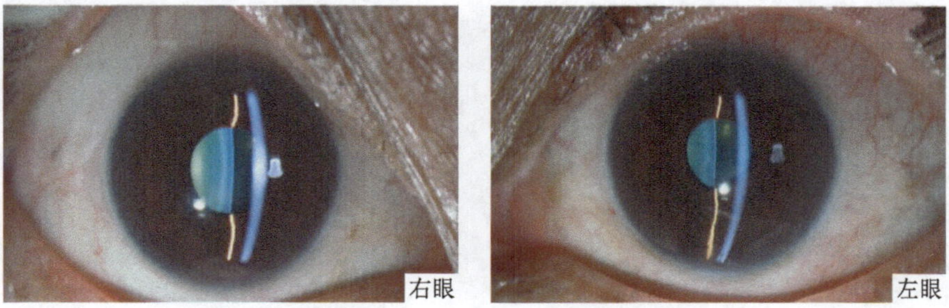

图 11－1 双眼前节照相

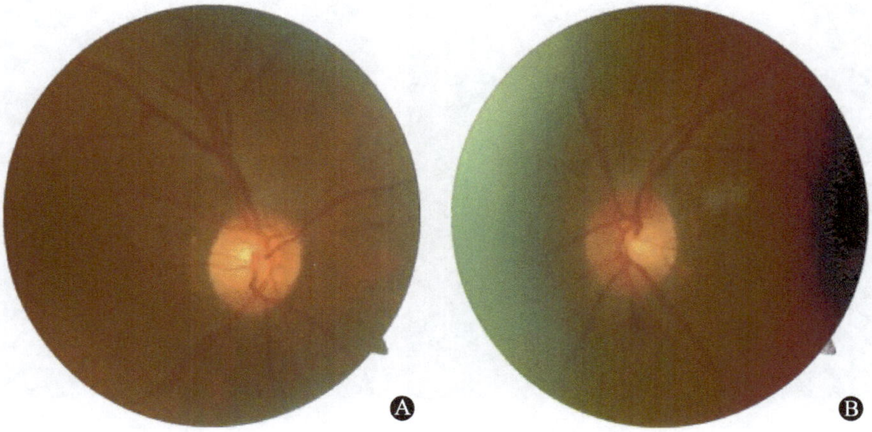

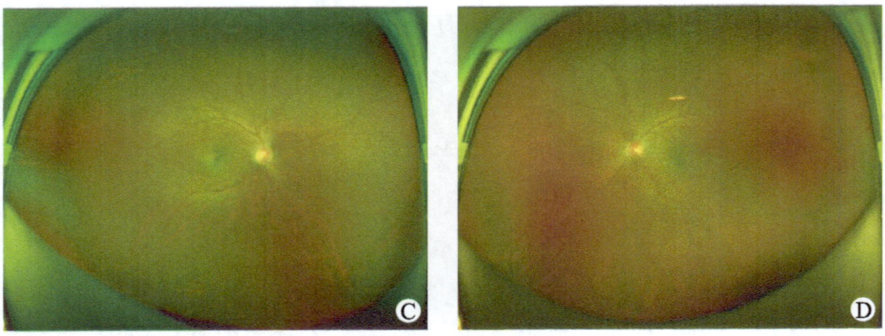

图 11－2　双眼眼底照相（上）及双眼欧宝（下）

（2）辅助检查

①房角镜：双眼静态下周边虹膜平坦，全周房角宽，动态下全周房角开放；左眼 3—6—7 点位房角明显增宽，撕裂后退；1 点位见椭圆形黑色色素样物堆积（图 11－3）。

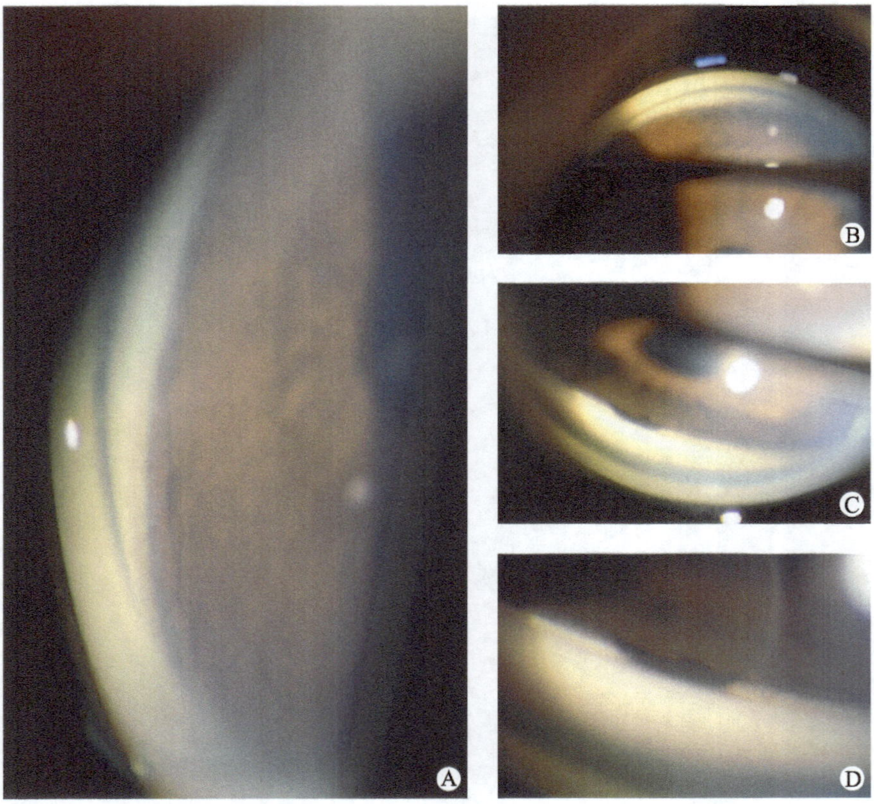

图 11－3　左眼房角镜下图像

笔记

②UBM（图 11－4）：左眼房角开放，1 点位可见睫状体局部高回声。

③B 超：双眼玻璃体轻度混浊。

④OCT：双眼黄斑中心凹处视网膜各层结构可，双眼视盘周围 RNFL 厚度可。

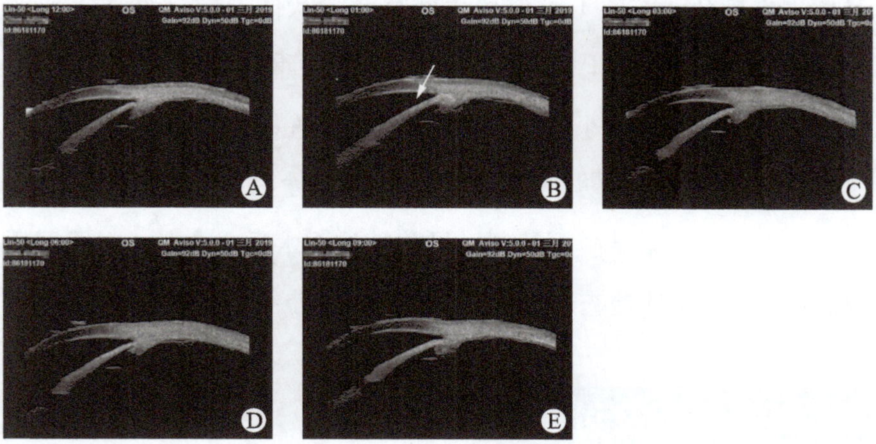

图 11－4　左眼 UBM

[诊断]

左眼继发性青光眼（外伤性房角后退），左眼眼球钝挫伤，左眼睫状体占位（性质待查），双眼年龄相关性白内障。

[治疗经过]

患者入院后左眼予以四联降眼压药物（酒石酸溴莫尼定滴眼液、布林佐胺滴眼液、曲伏前列素滴眼液和盐酸卡替洛尔滴眼液）及前房穿刺放液等降眼压治疗，眼压仍然控制不佳（Goldmann 眼压计：左眼 50.2 mmHg），UBM 及房角镜检查提示左眼房角后退，睫状体存在占位（性质待查）。

告知患者当前病情，暂停左眼抗青光眼手术计划，予以药物保守治疗，待睫状体占位性质明确后，择期手术治疗。期间以布林佐

笔记

胺滴眼液、溴莫尼定滴眼液、盐酸卡替洛尔滴眼液、硝酸毛果芸香碱滴眼液及曲伏前列素滴眼液降眼压治疗，定期监测眼压，眼压波动于 35 mmHg 左右，并完善相关全身检查，未提示肺部、肝脏、肾脏、颅脑等部位存在明显异常。随后患者再次入院，入院后评估睫状体肿物大小，未见明显增大。考虑患者左眼青光眼诊断明确，具备手术指征，左眼 1 点位房角处存在睫状体占位（性质不能明确），为避免因手术干扰引起占位处病变加重恶化甚至转移可能，宜选择对其干扰性较小的术式，建议患者行左眼引流阀植入术治疗。术后患者定期复查，期间眼压波动，术后 2 个月滤过泡有瘢痕化倾向，予以丝裂霉素结膜下注射，目前随访至术后 9 个月，左眼眼压 17.5 mmHg，UBM 检查未提示 1 点位睫状体处占位性病变较前增大。

病例分析及讨论

本例患者为中年男性，左眼有明确外伤史，眼压高，房角镜检查提示左眼 3—6—7 点位房角明显增宽，撕裂后退，1 点位见占位（椭圆形黑色色素样物堆积）；UBM 提示左眼 1 点位有局部睫状体高回声，诊断左眼继发性青光眼（外伤性房角后退）及左眼占位性病变（性质待查）。

对于这个患者，我们需要考虑以下几点。

（1）左眼睫状体占位是什么？对于左眼睫状体色素性占位，主要与以下几种疾病鉴别：①睫状体黑色素细胞瘤，是一种较罕见的良性眼内肿瘤，起源于睫状体基质内黑色素细胞，常见于视盘，亦可发生在虹膜、睫状体和脉络膜等部位。Howard 和 Forrest 报道黑色素细胞瘤发生率仅为 0.6%。根据北京同仁医院 52 例睫状体肿瘤统计，在睫状体肿瘤中，黑色素细胞瘤发病率达 17.3%，居第三

笔记

位。前两位分别是睫状体神经上皮来源的肿瘤（38.5%）和恶性黑色素瘤（26.9%）。其症状可表现为眼压正常或升高、视力正常或减退、间歇性眼痛等，还可观察到并发性白内障、继发性青光眼及肿物侵犯虹膜根部、房角、巩膜组织。UBM 多表现为高中回声。②睫状体黑色素瘤（恶性），来源于黑色素细胞，90% 为脉络膜肿瘤。睫状体黑色素瘤较脉络膜黑色素瘤预后更差，该病发生年龄较早，通常为双眼发病，有遗传性，缺乏有效的全身治疗措施，最终约有一半患者死于肿瘤的远处转移，多数为肝脏转移。此外，肿瘤邻近表层巩膜常有“哨兵样”血管。UBM 多表现为中低回声，可见睫状冠或睫状体平坦部的较宽基底带蒂肿块，若是蕈伞样外观需警惕，肿瘤内部呈囊变，肿瘤冠部可见“挖空现象”。③睫状体髓上皮瘤，为低度恶性肿瘤，生长缓慢，多见于儿童，睫状体区可见灰黄白色实性肿物，可见子瘤样物漂浮在前房或玻璃体内，表现为视力减退、白瞳症。④睫状体无色素上皮腺瘤，是睫状体无色素上皮层良性增生形成的后天获得性肿物，常发生在以往有眼内炎症或外伤后的患眼，肿物多位于虹膜后方睫状突部，呈灰黄白色或淡棕褐色。⑤睫状体神经鞘瘤，是较为罕见的良性肿瘤，由 Schwann 细胞异常增生引起，可能起源于睫状神经周围的 Schwann 细胞，肿瘤切面呈灰白色实性，且较致密，表面为棕褐色。⑥睫状体转移癌，由其他癌症转移而来，如肺癌、乳腺癌，表现为虹膜及睫状冠部位类圆形肿块，呈低到中等回声，回声分布不均，肿瘤可累及虹膜全层，在虹膜表面及房角形成数个小卫星灶。根据本例患者的病史、体征和辅助检查，考虑左眼睫状体黑色素细胞瘤可能性大，但是明确诊断需要依靠肿物术中活检。

（2）此次眼压升高与睫状体占位是否相关？我们的考虑是该病例引起的眼压升高与肿物可能无关，原因如下：①左眼存在明确外

笔记

伤史，且有大范围的房角后退（3—6—7 点位）；②左眼小梁网色素未见明显加深，不似肿瘤黑色素播散沉着导致房水流出受阻而引起的眼压升高。

（3）若有关，该如何选择术式？若无关，是否需要手术去除睫状体占位？对于性质未明的肿物，应先考虑予以观察，避免手术刺激肿物，若肿物增大再积极处理。但该患者眼压高，多种降眼压药物下仍然无法控制眼压，有必要进一步行抗青光眼手术治疗。结合肿物边界清楚，良性可能性大，选择对眼内组织影响较小的手术有助于避免因手术干扰引起占位处病变加重恶化甚至转移可能。综合考虑之下，我们选择了引流阀植入手术。

既往研究报道，47 例虹膜睫状体黑色素细胞瘤在长期临床观察中，肿瘤生长的病例，5 年内为 23%、10 年内为 48%、15 年内为 74%；新生肿瘤播散发展的病例，5 年内为 34%、10 年内为 63%、15 年内为 75%；在此之中观察到眼压增高的病例，5 年内为 11%、10 年内为 11%、15 年内为 55%，但未发现肿瘤恶变。虽然目前“肿瘤”可能不是导致青光眼的罪魁祸首，但放任其发展，肿物可进一步生长压迫虹膜、晶状体等，造成并发性白内障，肿瘤也可坏死，使黑色素细胞播散，机械性阻塞小梁网、Schlemm 管及集液管，使得眼压再次升高。因此有必要继续密切观察肿物变化，必要时予以干预。

参考文献

[1] HOWARD G M, FORREST A W. Incidence and location of melanocytomas [J]. Arch Ophthalmol, 1967, 77(1): 61 -66.

[2] 李彬，孙宪丽，郑邦和，等. 52 例睫状体占位性病变的组织来源、临床特征及组织病理学分析 [J]. 中华眼科杂志，2000(4): 250 -254.

[3] 钱宇婧，魏文斌，刘月明，等. 睫状体黑色素细胞瘤巩膜穿透一例 [J]. 中华

笔记

眼科杂志，2018，54(12)：945-947.

[4] 李长宜. 虹膜睫状体黑色素细胞瘤一例 [J]. 中国实用眼科杂志，2007，25(3)：279.

[5] 李栋军，项晓琳，杨文利，等. 睫状体黑色素细胞瘤的超声诊断特征分析 [J]. 肿瘤影像学，2016，25(4)：297-302.

[6] FINGER P T，MILMAN T. Microincision，aspiration cutter-assisted multifocal iris biopsy for melanoma [J]. Eur J Ophthalmol，2017，27(1)：62-66.

[7] MILMAN T，PETOUSIS V，MCCORMICK S A，et al. Anterior segment tumor aspiration cutter-assisted biopsy：experience with pathology [J]. Am J Ophthalmol，2011，152(5)：776-783.

[8] 王亚萍，胡勇平，张惠成，等. 巩膜开窗手术联合手术中 810 nm 激光光凝切除睫状体黑色素细胞瘤一例 [J]. 中华眼底病杂志，2011，27(1)：86-87.

[9] LEE C S，KIM D K，LEE S C，et al. A case of ciliary body melanocytoma presenting as a painful iris mass [J]. Korean J Ophthalmol，2010，24(1)：44-46.

[10] 陈倩，孙兴怀，王嘉健，等. 睫状体肿瘤的超声生物显微镜影像分析 [J]. 中国眼耳鼻喉科杂志，2006(5)：303-305.

[11] DEMIRCI H，MASHAYEKHI A，SHIELDS C L，等. 47 例虹膜黑色素细胞瘤的临床特征和自然病程 [J]. 世界核心医学期刊文摘：眼科学分册，2005(8)：23.

[12] LORUSSO F J，BONIUK M，FONT R L. Melanocytoma (magnocellular nevus) of the ciliary body：report of 10 cases and review of the literature [J]. Ophthalmology，2000，107(4)：795-800.

笔记

病例 12 合并高度近视的青光眼睫状体炎综合征继发青光眼

◆ 导读

这是一例中青年男性、高度近视、炎症继发青光眼晚期、管状视野、独眼患者。选择哪种手术治疗，是一个难题。

病历摘要

[基本信息]

患者，男性，37 岁。主诉：右眼视物模糊 3 月余。

患者自幼发现双眼先天性高度近视，左眼无光感约 20 年，不规律使用醋酸泼尼松龙滴眼液（否认外伤史，否认既往眼红、眼痛等发作史）。右眼有青光眼睫状体炎综合征病史 3 年，发作频率 3 ~4 次/年，

笔记

发作时眼压高达 50 mmHg，最近一次发作在 1 个月前。目前以四联降眼压药物治疗，眼压维持在 20 ~ 30 mmHg。

[眼科检查]

（1）专科检查

VAsc：右眼 0.05，左眼 NLP；VAcc：右眼 -11.50/-1.00×5=0.4，左眼 NLP。眼压：右眼 25.6 mmHg，左眼 39.3 mmHg。右眼结膜轻度充血，角膜后可见数颗羊脂状、细小 KP，前房清深，虹膜纹理清，瞳孔圆，直径约 3 mm，直间接对光反射迟钝，晶状体透明，眼底（图 12-1）见视盘界清色淡，C/D=0.9，颞侧可见 1 PD 大小萎缩弧，豹纹状眼底改变，黄斑中心凹反光未见，后极部视网膜平伏；左眼结膜轻度充血，角膜内皮紊乱，前房浅，虹膜脱色素，瞳孔膜闭，余窥不清。

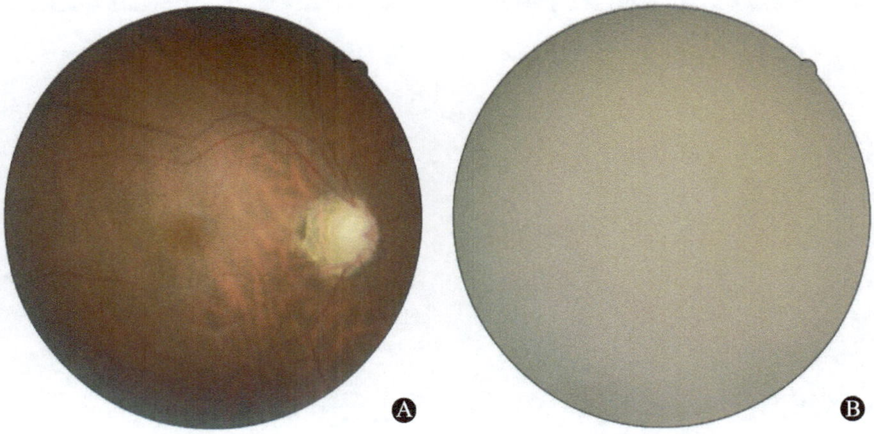

图 12-1 双眼眼底照相

（2）辅助检查

①房角镜：右眼静态下全周房角 W，动态下全周房角开放；左眼静态下全周房角 NⅣ，动态下全周房角关闭。

②眼轴：右眼 28.12 mm。

③UBM（图 12－2）：右眼 3、6、9、12 点位房角开放，左眼 3、6、9、12 点位房角关闭。

④OCT（视盘，图 12－3）：右眼黄斑区神经上皮层变薄，右眼 RNFL 变薄。

⑤视野（图 12－3）：右眼：MD －29.34 dB，VFI 14%。

⑥B 超（图 12－4）：双眼玻璃体混浊、后脱离，后巩膜葡萄肿。

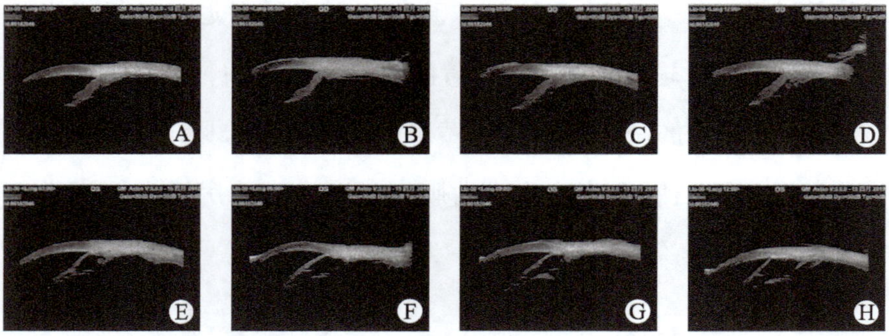

图 12－2　双眼 UBM

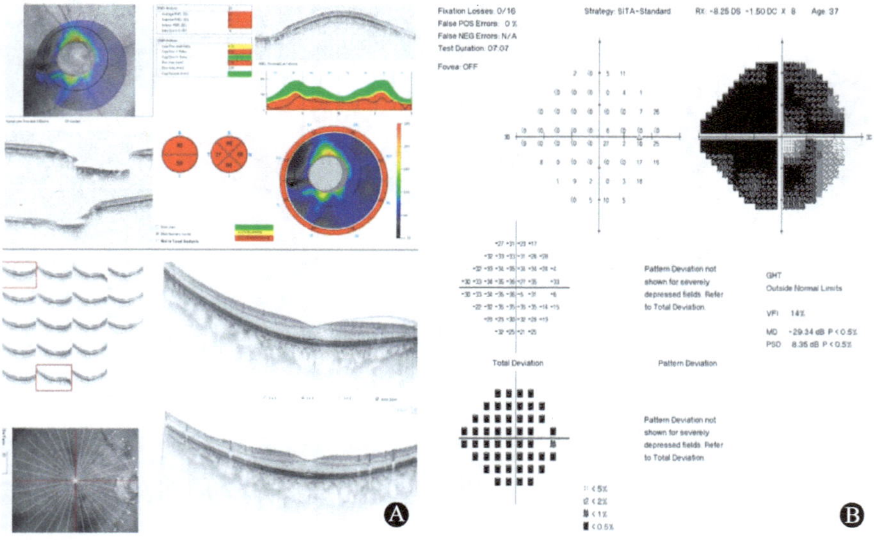

图 12－3　右眼 OCT（左）及右眼视野（右）

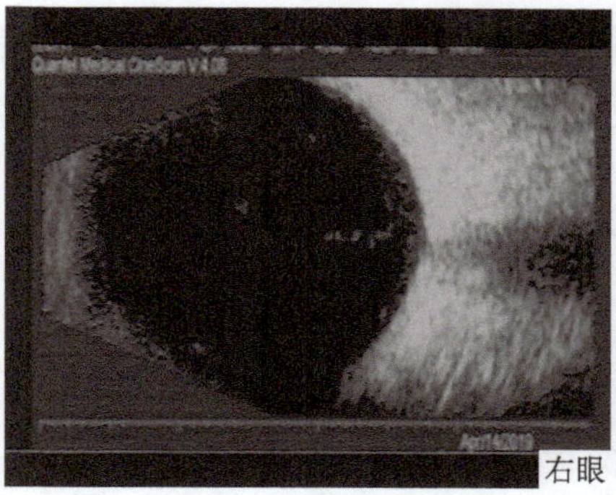

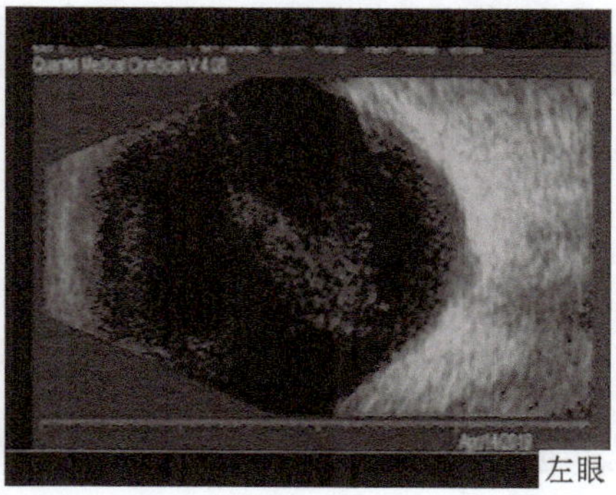

图 12-4 双眼 B 超

[诊断]

右眼继发性青光眼，右眼青光眼睫状体炎综合征，左眼继发性青光眼（闭角型），左眼无光感，双眼病理性近视。

[治疗经过]

患者入院后予以双眼降眼压药物治疗，由于左眼无症状，暂不考虑手术，右眼拟行抗青光眼手术治疗。入院后 2 天患者行右眼穿透性 Schlemm 管成形术，术中 360°穿通 Schlemm 管，紧密缝合巩膜瓣。术后第 1 天专科查体见右眼 VAsc FC/50 cm，右眼眼压 5.0 mmHg，右眼结膜轻度充血，缝线在位，可见滤过泡弥散隆起（图 12-5），角膜轻度水肿，前房可见少量积血，房水闪辉(+)，上方虹膜周切口通畅。术后 1 周患者无诉明显不适，右眼眼压 8.4 mmHg，右眼滤过泡弥散隆起，前房仍可见少量积血。

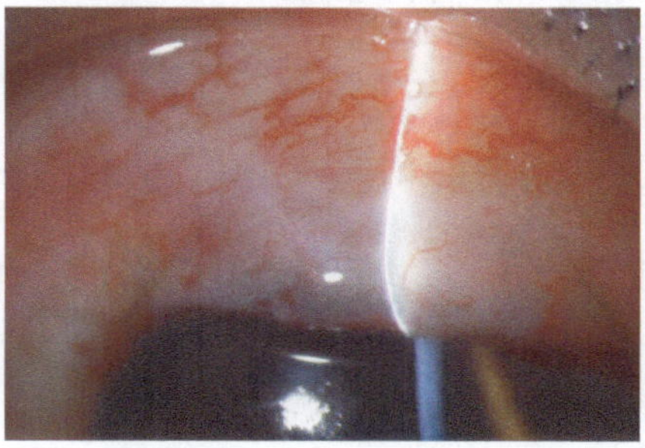

可见右眼滤过泡弥散隆起。

图 12-5 右眼前节照相

术后2周患者因“右眼抗青光眼术后2周，胀痛2天”再次入院。专科检查：右眼 VAsc FC/50 cm，右眼眼压38.5 mmHg。右眼结膜充血水肿，缝线在位，滤过泡隆起，角膜水肿，前房深度可，下方可见积血约2 mm（图12-6），虹膜纹理清晰，上方周切口畅，瞳孔圆，直径约3 mm，直间接对光反射迟钝，晶状体透明，眼底见视盘界清色淡，C/D=0.9，豹纹状眼底改变，黄斑中心凹反光未见，后极部视网膜平伏。

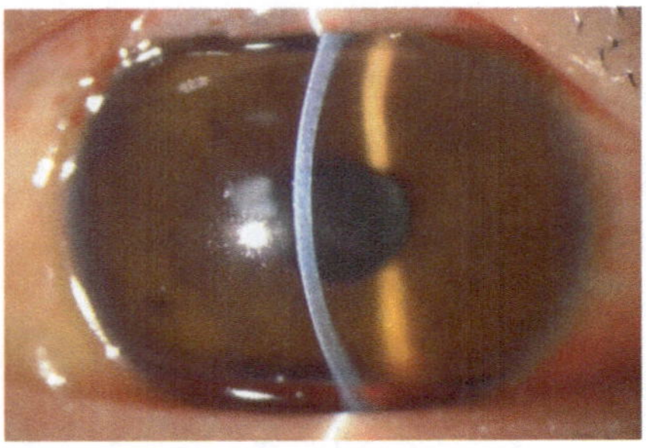

前房下方可见积血约2 mm。

图12-6 右眼前节照相

再次住院期间患者右眼眼压波动在45～55 mmHg，予3种降眼压滴眼液联合前房穿刺放液治疗，患者右眼前房积血消失，但眼压未见好转。考虑患者右眼穿透性 Schlemm 管成形术术后不足1个月，眼压升高可能是房水内引流尚未启动所致，停止穿刺放液，拟继续观察，密切监测视神经损伤情况，同时嘱患者每日以3～4 km/h 慢跑800～1 000 m，一天3次。患者遵医嘱，药物联合运动降眼压治疗后，其眼压峰值及平均值逐渐下降，期间开始减少降眼压药物（图12-7）。再次入院2周后，右眼裸眼视力为0.08，右眼眼压为18.6 mmHg。术后1月余，患者停用降眼压药物，眼压稳定在13～17 mmHg。

笔记

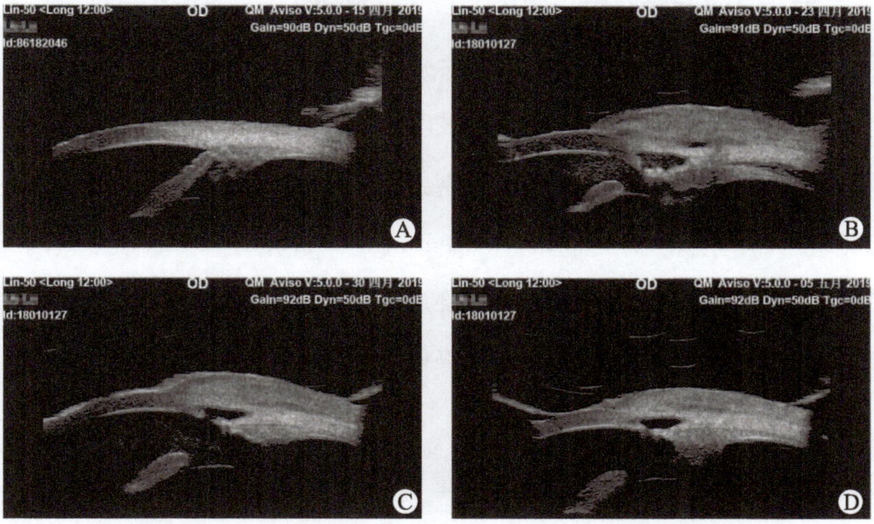

A：术前；B：术后 1 周；C：术后 2 周；D：术后 3 周。

图 12 –7　右眼 UBM 对比

病例分析及讨论

本病例为高度近视合并青光眼睫状体炎综合征，同时又是年轻的独眼患者，在青光眼睫状体炎综合征持续发作期行穿透性 Schlemm 管扩张成形术，术后 2 周出现眼压升高（45 ~ 55 mmHg），药物治疗无效。在降眼压药物联合前房穿刺放液治疗后，前房积血消失，但是眼压仍然居高不下，排除了出血堵塞内引流通道可能。患者前节未见明显异常，术后也积极予以抗炎治疗，暂不考虑由于青光眼睫状体炎综合征复发导致眼压升高可能。综合考虑之下，患者眼压升高可能是房水内引流尚未启动所致，在密切监测视神经损伤及联合降眼压药物治疗同时，嘱患者以 3 ~ 4 km/h 慢跑 800 ~ 1 000 m，一天 3 次，随后患者的眼压峰值及平均值逐渐下降，并在术后 1 月余停降眼压药物后眼压仍然稳定，波动于 13 ~ 17 mmHg。

笔记

对于有氧运动与眼压的关系，文献报道正常人运动后眼压可下降 1 ~ 8 mmHg，0.5 小时内眼压回升，本例青光眼患者运动后眼压可降 5 ~ 14 mmHg，1 ~ 2 小时内眼压回升。相同运动量，运动强度越大，其降压效果越好；此外，基线眼压越高，降压幅度越大。就原发性开角型青光眼（primary open angle glaucoma，POAG）患者而言，合并高度近视的患者其运动降压幅度大于非高度近视和非近视患者。持续 3 个月的有氧运动可降低青光眼患者 20% 的眼压，利于长远期眼压控制。

关于运动降眼压的机制，可能与以下几个原因相关：①运动后血浆胶体渗透压增高，加速血管腔隙液体与细胞外液体的交换，是导致眼压下降的直接因素；②运动时分泌的肾上腺素会让血液循环进行重新调整和适应，同时运动也会促使四肢骨骼肌需要的血流量增加，肌肉内血管舒张，造成血液分流并从其他器官（包括眼部）向肌肉转移，眼部睫状体及其上皮细胞的毛细血管灌注量也相应降低，从而使房水生成量降低；③运动会激活一氧化氮合酶，使得一氧化氮生成量增加，促使小梁网松弛，房水流出阻力下降；④运动后交感神经活动增强，调控 Schlemm 管和小梁网扩张，房水流出量增加。

在穿透性 Schlemm 管成形术的前瞻性研究中发现，大多数患者的术后会出现“外引流→外引流消失→内引流启动”的过程，在术后 1 周至 1 个月内会出现眼压升高，该高眼压持续时间一般不超过 2 个月，后眼压下降趋于平稳。短期低强度有氧运动或许能加快这个时期的过渡，但仍然有待于进一步的研究验证。

参考文献

[1] HEIJL A, PETERS D, LESKE M C, et al. Effects of argon laser trabeculoplasty in the Early Manifest Glaucoma Trial [J]. Am J Ophthalmol, 2011, 152(5): 842 - 848.

笔记

[2] YANG Y, LI Z, WANG N, et al. Intraocular pressure fluctuation in patients with primary open-angle glaucoma combined with high myopia [J]. J Glaucoma, 2014, 23(1): 19 - 22.

[3] LOEWEN N A, LIU J H, WEINREB R N. Increased 24-hour variation of human intraocular pressure with short axial length [J]. Invest Ophthalmol Vis Sci, 2010, 51(2): 933 - 937.

[4] DANE S, KOÇER I, DEMIREL H, et al. Long-term effects of mild exercise on intraocular pressure in athletes and sedentary subjects [J]. Int J Neurosci, 2006, 116(10): 1207 - 1214.

[5] ZHU M M, LAI J S M, CHOY B N K, et al. Physical exercise and glaucoma: a review on the roles of physical exercise on intraocular pressure control, ocular blood flow regulation, neuroprotection and glaucoma-related mental health [J]. Acta Ophthalmol, 2018, 96(6): e676 - e691.

[6] HEITMAR R, VEKRIA P, CUBBIDGE R P. Regulation of oxygen saturation in retinal blood vessels in response to dynamic exercise[J]. Acta Ophthalmol, 2018, 96(3): e298 - e303.

[7] 梁远波, 吴越, 李思珍,等. 运动与眼压[J]. 中华眼科杂志, 2011, 47(9): 854 - 857.

笔记

病例 13
球形晶状体继发闭角型青光眼

◆ 导读

球形晶状体，常导致前房变浅，瞳孔阻滞增加，房角关闭。对于早期球形晶状体合并闭角型青光眼的处理，可以考虑激光周边虹膜切除术。中晚期的闭角型青光眼，既往可考虑晶状体摘除、人工晶状体植入联合小梁切除术或者引流阀植入术。而今，随着房角分离技术的开展，这种明确的因为晶状体厚度增加而导致的继发性闭角型青光眼，可因为晶状体摘除后，前房加深明显，房角分离后再粘连的可能性较小，从而成功率较大，因此可考虑联合房角分离术。

病历摘要

[基本信息]

笔记

患者，女性，16 岁。主诉：双眼眼部不适 1 年，偶有眼胀、眼红 12 天。

6 年前于我院因“间歇性外斜视、双眼下斜肌亢进、双眼屈光不正”行双眼下斜肌切断 + 双眼外直肌调整缝线后退术。

[眼科检查]

（1）专科检查

戴镜远视力：右眼 0.20，左眼 0.10；VAcc：右眼 -17.50/-2.25×65 =0.60，左眼 -17.50/-1.50×150 =0.60。眼压：右眼 34.1 mmHg，左眼 32.9 mmHg。双眼结膜充血，角膜透明，房水清，中央前房约 1.5 CT，周边前房约 1/4 CT，晶状体透明，晶状体震颤（+），散瞳后可见晶状体赤道部及悬韧带，视盘界清色苍白，视杯凹陷较深，C/D =0.9，视网膜平伏，中心凹反光存在（图 13 -1、图 13 -2）。

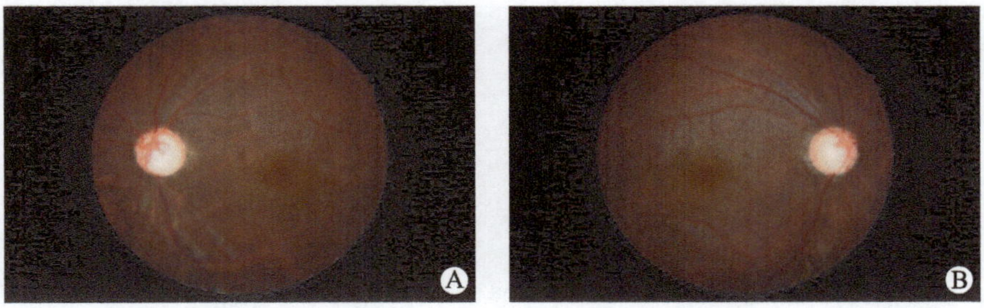

图 13 -1　双眼眼底照相

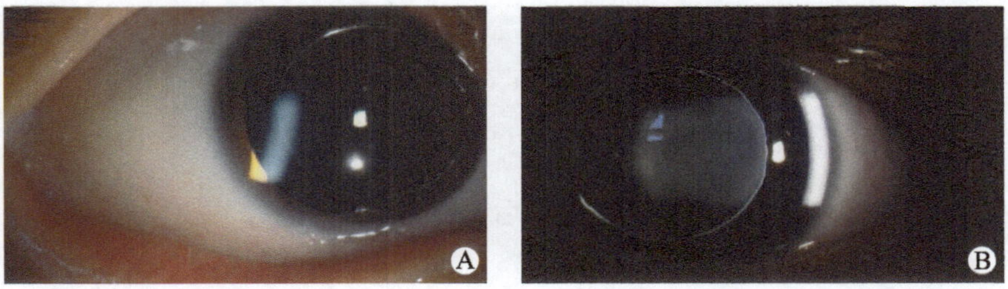

图 13 -2　双眼前节照相

（2）全身检查

牙齿发育欠整齐，手指发育细长。

（3）辅助检查

①角膜厚度：右眼 489 μm；左眼 502 μm。

②视野（图 13－3）：右眼：VFI 37%，MD －22.18 dB；左眼：VFI 38%，MD －21.53 dB。

③UBM（图 13－4）：双眼前房浅，房角关闭。

④眼轴长度：右眼 23.50 mm；左眼 23.43 mm。

⑤晶状体厚度：右眼 5.10 mm；左眼 5.10 mm。

⑥视盘 OCT：双眼 RNFL 厚度下降。

⑦房角镜：右眼全周窄Ⅳ，动态下 7—11 点位开，余粘连关闭，左眼全周粘连关闭。

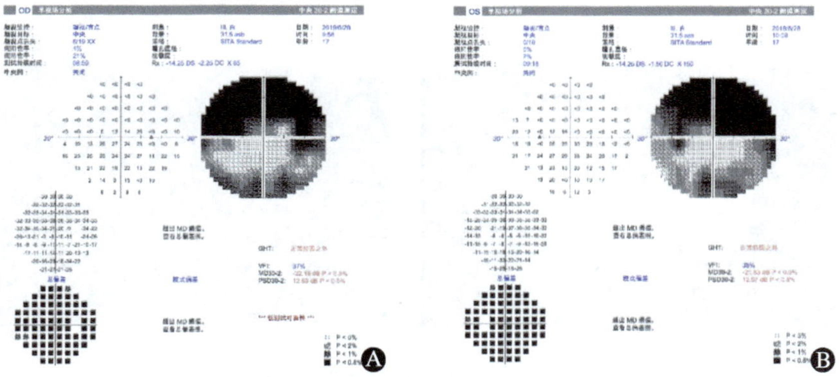

图 13－3　双眼视野

[诊断]

双眼继发性闭角型青光眼，双眼球形晶状体（原因待查），双眼高度近视，间歇性外斜视（术后）。

[治疗经过]

入院后进一步询问患者信息，补充如下：患者为早产儿（7 个

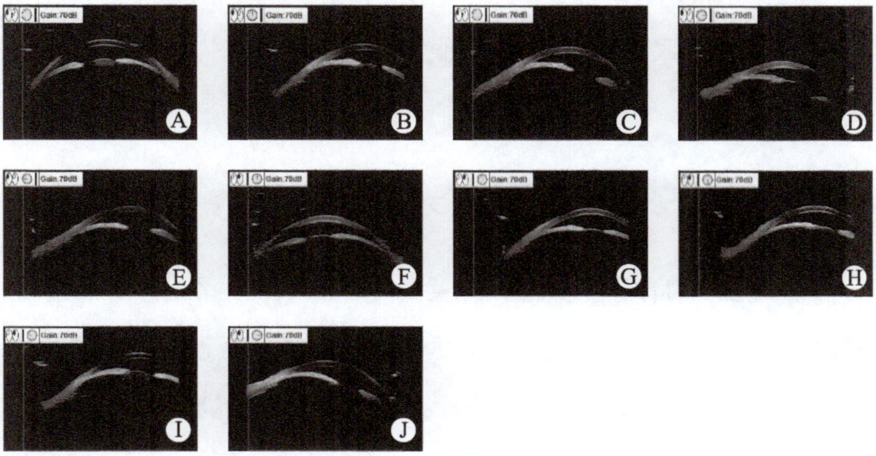

图 13－4 双眼 UBM

月生产，出生体重 750 g），出生后否认吸氧史，家族中父母亲和兄弟智力及身体发育均正常，否认家族中相近病史，否认父母近亲婚配。完善相关全身检查：胸部正位片示两肺、心、膈未见明显异常，腰椎未见明显异常；超声心电图未见异常。尿同型胱氨酸含量正常。根据患者病史、体征及相关检查，排除马方综合征和同型胱氨酸尿症相关的球形晶状体引起的高度近视及晶状体脱位、房角关闭，修正诊断为双眼继发性闭角型青光眼，双眼球形晶状体，双眼高度近视（晶状体源性）。

在明确诊断后，患者于我院先后行左眼和右眼的微切口白内障超声乳化吸除＋人工晶状体悬吊＋房角分离术，术中用黏弹剂分离房角后，房角全周开放。手术顺利。术后予以常规抗感染、抗炎治疗。患者术后未诉明显不适，双眼眼压稳定，双眼术后裸眼视力缓慢提高，出院时 VAsc：右眼 0.5，左眼 0.3；眼压：右眼 13.9 mmHg，左眼 17.0 mmHg。

后续随访：术后 2 周 VAsc：右眼 0.5，左眼 0.4；眼压：右眼

笔记

18.0 mmHg，左眼 21.3 mmHg。术后半年 VAsc：右眼 0.7，左眼 0.5；眼压：右眼 9.8 mmHg，左眼 15.1 mmHg。

病例分析及讨论

本例患者为青少年女性，儿童期时即双眼视力不佳。双眼戴镜视力无法矫正至 1.0，主觉验光发现双眼存在高度近视。专科检查示双眼眼压高，中央及周边前房浅，小瞳下可见晶状体震颤（+），散瞳后可见晶状体赤道部及悬韧带，视盘界清色苍白，视杯凹陷较深，C/D = 0.9。考虑晶状体源性青光眼可能性大。此外，该患者双眼晶状体厚度可达 5.1 mm，超过了同龄健康人晶状体厚度，因此该患者基本符合球形晶状体的诊断。同时我们也进一步完善了全身相关检查，未提示全身异常，在排除马方综合征、同型胱氨酸尿症、Weill-Marchesani 综合征后，考虑先天性球形晶状体可能性大。

球形晶状体，又称小球形晶状体，最早为 Hartridge 在 1886 年报道，1934 年 Shapira 对其进行总结描述。它是一种临床上罕见的以晶状体前后径增加及直径减小为特征的先天性晶状体形态异常，可独立发病，也可合并其他系统性疾病。研究发现球形晶状体与胚胎时期中胚层的异常发育有关，晶状体在胚胎 5～6 个月时为球形，之后由于中胚层的睫状体和悬韧带的发育，晶状体逐渐发育成双凸面的形状，但是球形晶状体因中胚层和悬韧带的发育异常，始终维持球形形状。该病常双眼发病，表现为晶状体前后径增加、晶状体源性高度近视，可有晶状体悬韧带松弛或晶状体半脱位，常合并继发性闭角型青光眼（高度前凸的晶状体前表面或因悬韧带松弛而引发晶状体前移导致虹膜晶状体接触形成瞳孔阻滞，也可进一步发展为虹膜前粘连）。

笔记

临床上先天性球形晶状体需要与马方综合征、同型胱氨酸尿症、Weill-Marchesani 综合征等疾病进行鉴别：①马方综合征，是中胚叶组织发育不良造成的多系统病变，多为常染色体显性遗传。患者往往表现为躯体纤细、四肢细长、有心血管系统症状、智力正常、双排牙齿等。患者可出现晶状体脱位，一般为双侧性，通常为半脱位，多移向上方（鼻上方多于颞上方）；罕见的有晶状体缺损、球形晶状体；也可出现高度近视、轴性或核性近视，并可见高度近视眼底变化。根据 1979 年 Pyeritz 和 McKusick 修订的 4 项标准，即骨骼、眼、心血管病变及家族史，4 项中任何 2 项符合即可诊断该病。诊断该病最有效简单的手段是查体和超声心动图，超声检查中，升主动脉扩张是该病最主要的特征。②同型胱氨酸尿症是蛋氨酸代谢过程中由于酶缺乏而引起的遗传性疾病，是一种少见的累及眼、心血管、骨骼、神经系统的综合征。可有晶状体异位、蜘蛛指/趾、心血管症状。该病为隐性遗传，患者出生时正常，随着年龄的增长，而出现相应的症状：尿中有同型胱氨酸，智力障碍，晶状体向鼻下方半脱位。③Weill-Marchesani 综合征是一种少见的伴有全身发育异常的遗传性疾病，继发青光眼的发生率很高，发生近视往往在儿童期，又称为短指－球状晶状体综合征。因其与晶状体异位蜘蛛指综合征的特点恰恰相反，故又有“反马方综合征”之称。眼部表现为晶状体移位、晶状体向下方移位，可发生晶状体脱位、晶状体源性高度近视等。

在球形晶状体继发闭角型青光眼中，只有部分患者的眼压可以得到控制，最终仍有 20%～30% 患者会致盲，因此对于这类患者，有必要早发现、早诊断及积极抗青光眼治疗。早期患者可采用药物及激光周边虹膜切除术治疗，LPI 可控制高眼压，但存在晶状体前移或脱位的患者，房角关闭仍会进一步加重，中长期疗效甚微。此

笔记

外，这类患者需避免使用缩瞳药，以免加重瞳孔阻滞，眼压持续升高，因此又称其为反像型青光眼。中晚期患者可采用手术治疗，研究发现约45%的患者在小梁切除术后均需行进一步的晶状体手术，而单纯的晶状体手术无法很好地控制眼压，后续仍需进一步行小梁切除术。尽管晶状体手术从发病机制上解决了前房拥挤问题，但是房角关闭、长时间虹膜前粘连导致小梁功能的不可逆性损伤或原先就已存在的小梁功能发育不良又可导致术后眼压控制不佳；因此青光眼白内障联合手术往往是首选术式。近年来房角分离技术不断发展，这种明确因晶状体形状及厚度增加而导致的继发性闭角型青光眼，随着晶状体摘除、前房加深、房角分离后，房角发生再粘连的可能性较小，因此联合房角分离术的成功率较高。本病例患者已出现双眼眼压高、视野缺损及视神经纤维层厚度降低，以青光眼白内障联合手术治疗为主，术中需考虑悬韧带松弛、晶状体悬吊可能。我们对该患者行微切口白内障超声乳化吸除＋人工晶状体植入＋人工晶状体悬吊＋房角分离术，术后双眼眼压稳定，术后视力稳定。

参考文献

[1] MATHUR S P, SHARMA G K, MAKHIJA J M. Spherophakia [J]. Ophthalmologica, 1967, 153(6): 419 – 422.

[2] JOHNSON V P, GRAYSON M, CHRISTIAN J C. Dominant microspherophakia [J]. Arch Ophthalmol, 1971, 85(5): 534 – 537.

[3] CHAN R T, COLLIN H B. Microspherophakia[J]. Clin Exp Optom, 2002, 85(5): 294 – 299.

[4] SENTHIL S, RAO H L, HOANG N T, et al. Glaucoma in microspherophakia: presenting features and treatment outcomes[J]. J Glaucoma, 2014, 23(4): 262 – 267.

[5] WILLI M, KUT L, COTLIER E. Pupillary-block glaucoma in the Marchesani

笔记

syndrome[J]. Arch Ophthalmol, 1973, 90(6): 504 – 508.

[6] SOWKA J, GIRGIS N. Bilateral phacomorphic angle-closure glaucoma in a highly myopic patient secondary to isolated spherophakia[J]. Optometry, 2010, 81(9): 432 – 436.

[7] HARASYMOWYCZ P, WILSON R. Surgical treatment of advanced chronic angle closure glaucoma in Weill-Marchesani syndrome [J]. J Pediatr Ophthalmol Strabismus, 2004, 41(5): 295 – 299.

[8] ISHIDA K, MANDAL A K, NETLAND P A. Glaucoma drainage implants in pediatric patients[J]. Ophthalmol Clin North Am, 2005, 18(3): 431 – 442.

[9] SENTHIL S, RAO H L, BABU J G, et al. Outcomes of trabeculectomy in microspherophakia[J]. Indian J Ophthalmol, 2014, 62(5): 601 – 605.

[10] MURALIDHAR R, ANKUSH K, VIJAYALAKSHMI P, et al. Visual outcome and incidence of glaucoma in patients with microspherophakia [J]. Eye (Lond), 2015, 29(3): 350 – 355.

笔记

病例 14 睫状体脉络膜脱离

◆ 导读

这是一例 ICE 综合征患者，因为睫状体脉络膜脱离出现顽固性低眼压，低眼压治愈后，又面临难治性的 ICE 综合征继发青光眼。

病历摘要

［基本信息］

患者，女性，40 岁。主诉：右眼视物模糊 2 年余。

患者 2 年前因“右眼继发性青光眼，右眼虹膜角膜内皮综合征”曾于外院行右眼引流阀植入术，1 年前因外引流过畅而行右眼引流阀取出术。

笔记

[眼科检查]

(1) 专科检查

VAsc:右眼 LP,左眼 1.0;眼压:右眼 3.6 mmHg,左眼 19.3 mmHg。右眼结膜无充血,角膜水肿、混浊,前房浅,虹膜节段性萎缩,瞳孔欠圆,约 6 mm × 8 mm,对光反射消失,晶状体轻度混浊,玻璃体及眼底窥不清;左眼结膜无充血,角膜透明,前房深度正常,房水清,虹膜纹理清晰,瞳孔圆,直径约 3 mm,对光反射存在,晶状体透明,玻璃体絮状混浊,小瞳下隐见眼底视盘界清色红,C/D 约 0.3,黄斑中心凹反光可见,后极部视网膜平伏。

(2) 辅助检查

①角膜内皮镜:右眼测不出,左眼 2212.0 个/mm^2。

②OCT:右眼屈光介质混浊,眼底无法观察;左眼黄斑区视网膜各层形态基本可。

③B 超(图 14-1):右眼玻璃体混浊、后脱离;左眼玻璃体轻度混浊,双眼视盘回声异常。

④UBM(图 14-2):右眼 3、6、9、12 点位房角关闭,睫状体脱离;左眼 3、6、9、12 点位房角开放。

⑤视野:左眼:MD -0.81 dB,VFI 97%。

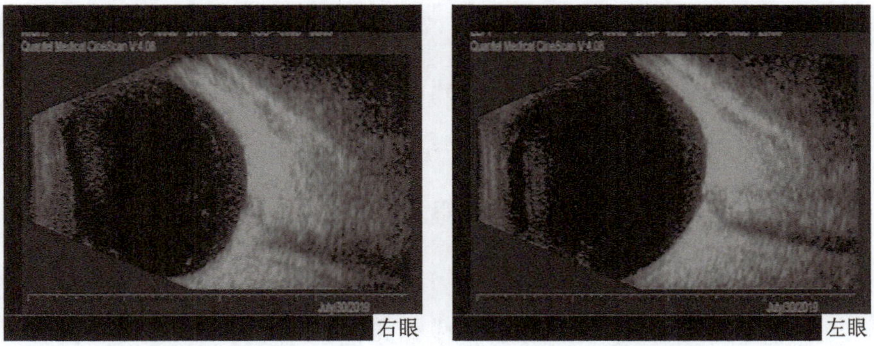

图 14-1 双眼 B 超

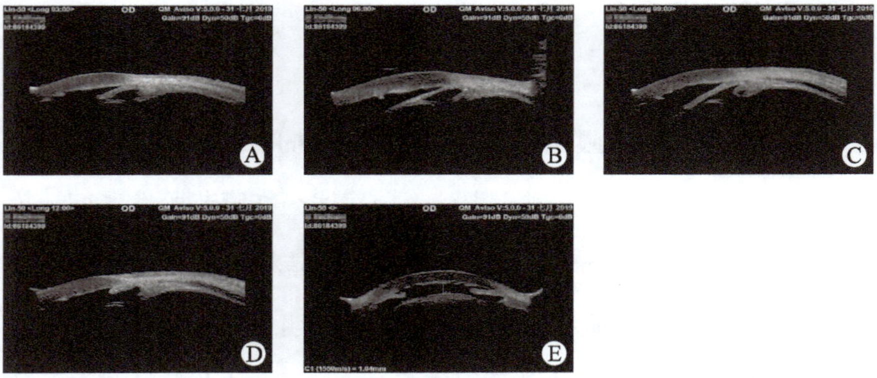

图 14－2　右眼 UBM

[诊断]

右眼继发性青光眼（抗青光眼术后），右眼虹膜角膜内皮综合征，右眼睫状体脱离，右眼并发性白内障。

[治疗经过]

患者入院后首先考虑加快右眼睫状体脱离恢复，当天予以右眼球旁注射甲泼尼龙 30 mg，后随访观察 2 天，睫状体脱离未恢复。遂于局部麻醉下行右眼前房成形术，术中指测眼压 T－1。前房注入黏弹剂适量，指测眼压 T＋1，手术顺利，术后予以常规抗炎、预防感染治疗。

右眼术后第 1 天，专科检查：VAsc：右眼 LP，左眼 1.0；眼压：右眼 48.7 mmHg，左眼 17.0 mmHg。右眼结膜无充血，角膜水肿，较前好转，前房深度可，余同前。右眼眼压高，予以前房放液治疗。术后第 3 天，右眼眼压 25.6 mmHg，UBM 复查显示右眼睫状体已贴附。遂于局部麻醉下行右眼穿透性 Schlemm 管成形术，术后予以常规抗炎、抗感染治疗。

患者右眼穿透性 Schlemm 管成形术后，右眼眼压波动于 6.1～7.0 mmHg，滤过泡隆起，前房浅，予以复方托吡卡胺滴眼液散瞳治疗，前房无加深，角膜水肿较前加重，UBM 复查显示右眼睫状体脱离（图 14－3），B 超复查示右眼脉络膜脱离（图 14－4）。遂于右眼穿透性 Schlemm 管成形术后第 3 天再次行右眼前房成形术，手术顺利。术后患者眼压波动于 8.5～11.7 mmHg，术后第 2 天起患者右眼前房加深，滤过泡逐渐扁平。

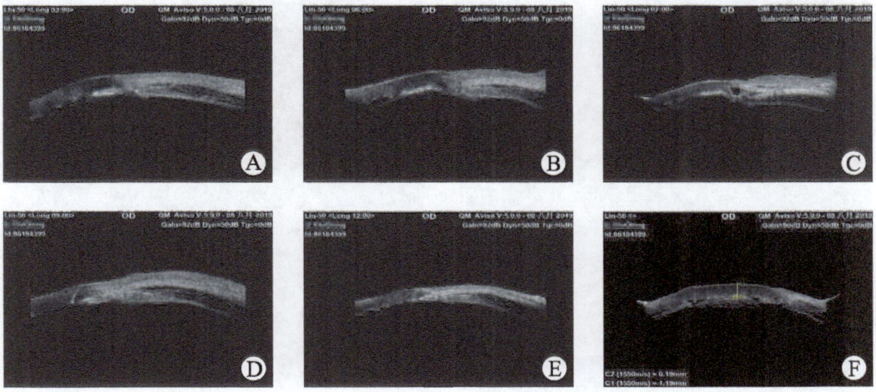

图 14－3　右眼 UBM

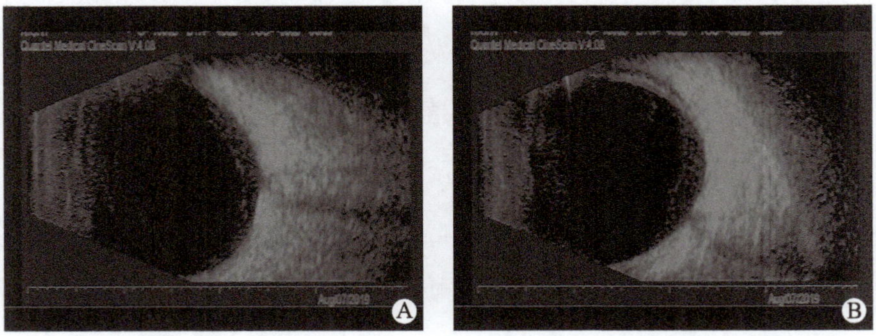

图 14－4　右眼 B 超

后因角膜混浊、水肿明显，合并晶状体混浊，患者于我院行右眼角膜移植术（内皮）＋微切口白内障超乳吸除＋人工晶状体植入术，手术顺利。术后 1 个月复查，患者眼压稳定，为 19.3 mmHg，角膜植片轻度水肿，内皮贴合良好，前房深度可。B 超未见明显异

笔记

常（图 14－5）。目前患者已随访至右眼穿透性 Schlemm 管成形术后 2 年，眼压稳定。

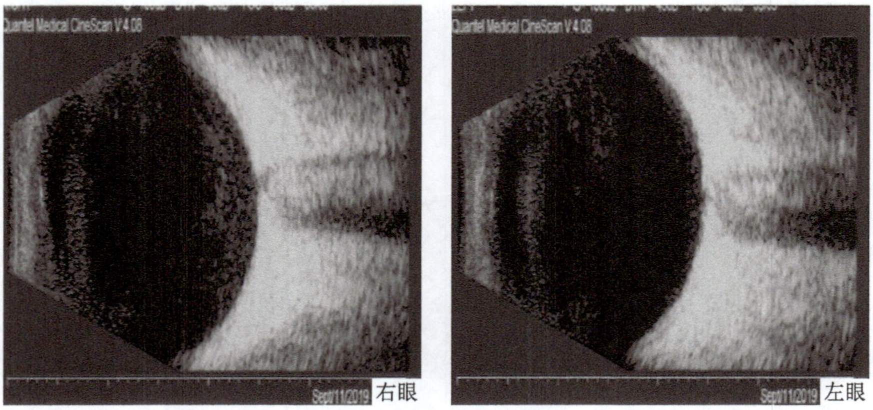

图 14－5　双眼 B 超

病例分析及讨论

本例患者为中青年女性，既往体健。本次因“右眼视物模糊 2 年余”就诊。既往诊断为右眼继发性青光眼、右眼虹膜角膜内皮综合征，并曾于外院行右眼引流阀植入术，1 年前因外引流过畅而行右眼引流阀取出术。专科检查显示右眼眼压低，右眼角膜水肿、混浊，前房浅，虹膜节段性萎缩，瞳孔欠圆，约 6 mm×8 mm，对光反射消失。UBM 显示右眼 3、6、9、12 点位房角关闭，右眼睫状体脱离。结合患者主诉、体征和辅助检查，诊断为右眼继发性青光眼（抗青光眼术后），右眼虹膜角膜内皮综合征，右眼睫状体脱离，右眼并发性白内障。

针对该患者，治疗首先需要加快睫状体脱离恢复，同时需考虑到后续睫状体脱离后眼压升高，需进一步行抗青光眼手术治疗。对于该患者，行右眼前房成形术、术中注射黏弹剂来治疗睫状体脱离

笔记

有效，具体表现为术后前房加深、眼压升高。穿透性 Schlemm 管成形术后患者眼压再次降低，除房水外引流过多外，还存在睫状体脱离和脉络膜脱离，再次行前房成形术起作用，这提示前房成形术是一个简单有效的可加深前房、提高眼压、加快睫状体脱离恢复的手术。这也提示我们，在激素等保守治疗方法无效时，及时采用前房成形术，升高眼压，终止低眼压过程，可促使脉络膜和睫状体脱离的快速恢复。

参考文献

[1] 李灿，隋晓斌，陈潇，等. 161 例睫状体脱离的病因及疗效分析 [J]. 眼科，2011，20(5)：335 – 337.

[2] 张灿伟，姜雅琴，黄旭东，等. 睫状体脱离诊断与治疗的研究现状 [J]. 国际眼科杂志，2013(1)：76 – 78.

[3] ORMEROD L D，BAERVELDT G，SUNALP M A，et al. Management of the hypotonous cyclodialysis cleft [J]. Ophthalmology，1991，98(9)：1384 – 1393.

[4] 贺严，刘存宁，张亚林. 前房成形联合脉络膜上腔放液术治疗青光眼滤过性手术后睫状体脉络膜脱离 [J]. 国际眼科杂志，2014(3)：542 – 544.

笔记

病例 15
激素性青光眼

◆ 导读

人们可能会因为各种各样不同的全身或局部疾病使用皮质类固醇类的药物，但是患者对这类药物不良反应的认识往往不足，尤其是眼部的不良反应。而高眼压的发生又是悄无声息、逐渐加重的，患者没有明显症状，常常到了激素性青光眼中晚期时才到医院就诊。这类疾病的诊断，主要依赖激素使用的病史，抑或合并存在后囊下晶状体混浊。它的治疗参考高眼压症或开角型青光眼，但首先需要停止继续使用皮质类固醇类药物，此外，选择性激光小梁成形术（selective laser trabeculoplasty，SLT）对其治疗效果较好。

笔记

病历摘要

[基本信息]

患者，男性，36 岁。主诉：双眼眼痛伴视物模糊 1 月余。

患者否认全身疾病史，否认青光眼家族史，否认其他用药史。

[眼科检查]

（1）专科检查

VAsc：右眼 0.5，左眼 0.4；VAcc：右眼 0.8，左眼 0.8；眼压：右眼 47.0 mmHg，左眼 56.6 mmHg。双眼结膜无充血，角膜轻度水肿，未见 KP，前房深度可，房水清，瞳孔圆，直径约 3 mm，晶状体透明，玻璃体絮状混浊，小瞳下眼底见：右眼视盘界清色可，C/D = 0.7，上下方盘沿略窄，视盘见少量出血，黄斑中心凹反光可见，后极部视网膜平伏；左眼视盘界清色可，C/D = 0.7，黄斑中心凹反光可见，后极部视网膜平伏（图 15 – 1）。

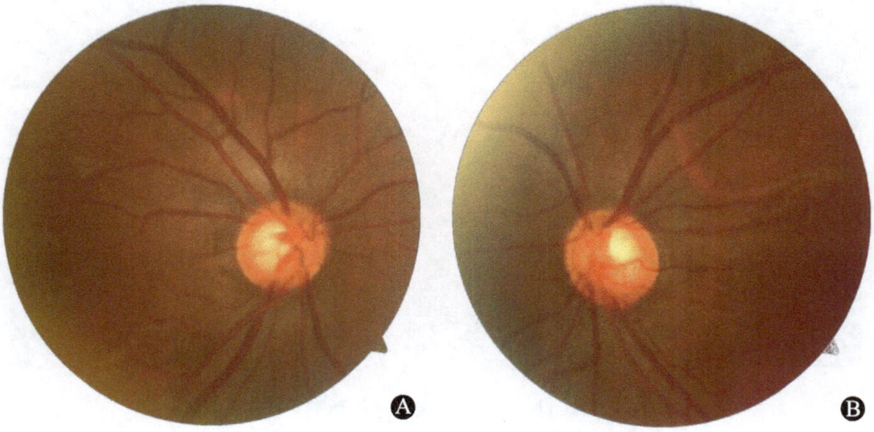

图 15 – 1　双眼眼底照相

笔记

（2）辅助检查

①角膜厚度：右眼 546 μm，左眼 544 μm。

②OCT（图 15－2）：双眼 RNFL 厚度正常。

③UBM（图 15－3）：右眼前房深度为 3.07 mm，房角宽，开放；左眼前房深度为 3.09 mm，房角宽，开放。

④视野（图 15－4）：右眼 VFI 73%，MD －12.49 dB，PSD 11.61 dB；左眼：VFI 65%，MD －15.96 dB，PSD 11.63 dB。

⑤头颅 MRI：双侧半卵圆中心少许缺血脱髓鞘病变，颅内未发现占位性病变。

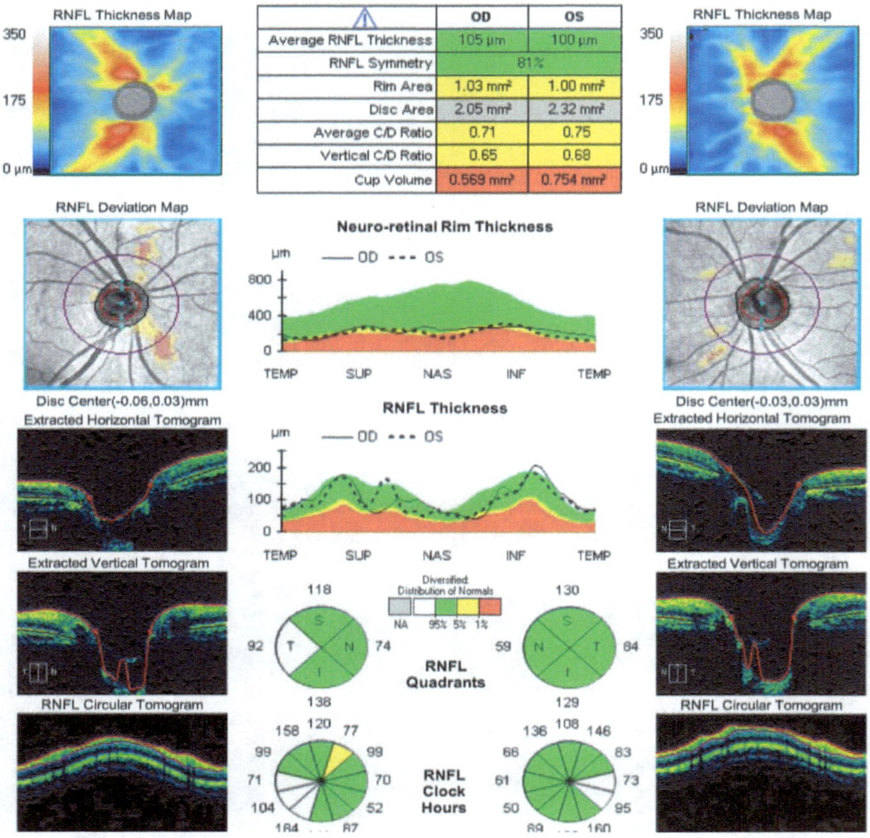

图 15－2　双眼视盘 OCT

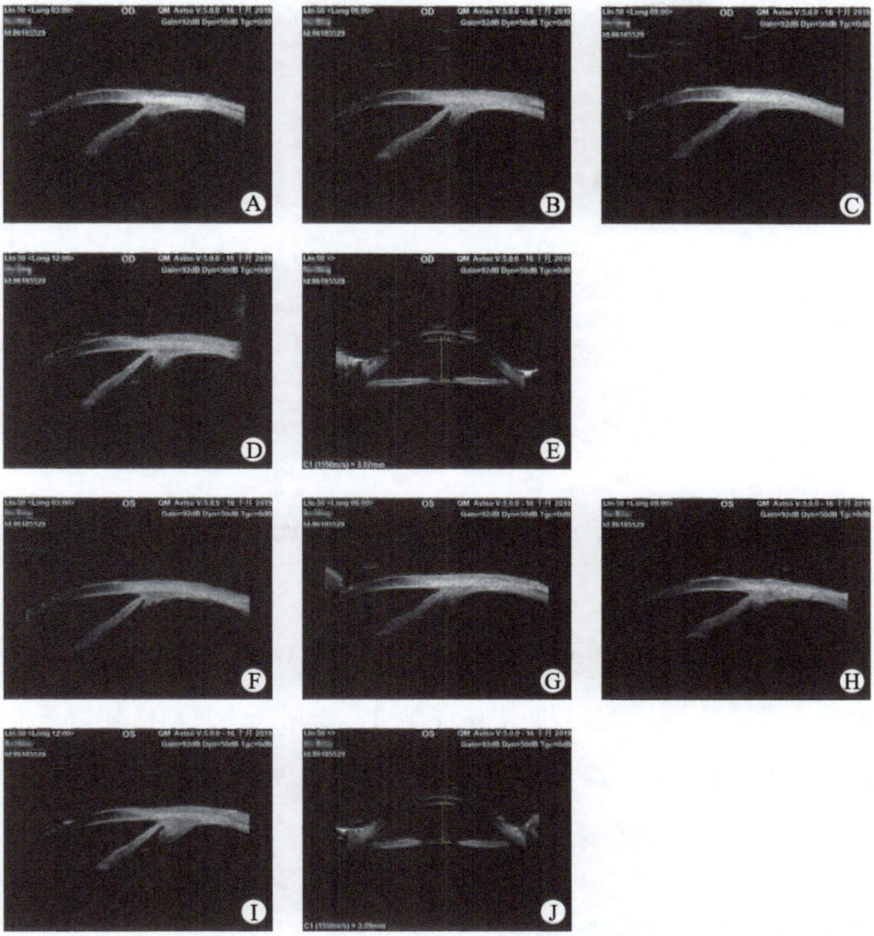

图 15－3　双眼 UBM

[诊断]

双眼开角型青光眼（激素性青光眼可能大）。

[治疗经过]

患者就诊后予甘露醇静脉滴注及三联降眼压药治疗，进一步追问病史得知患者曾因“双眼眼痒”而自行购买非正规中药古方滴眼液（具体成分不详，使用3个月，目前已停药20余天）。用药后，复测眼压：右眼35.0 mmHg，左眼28.9 mmHg。后患者规律使用降眼压药点双眼，同时完善相关检查。期间右眼眼压波动于22.4～

笔记

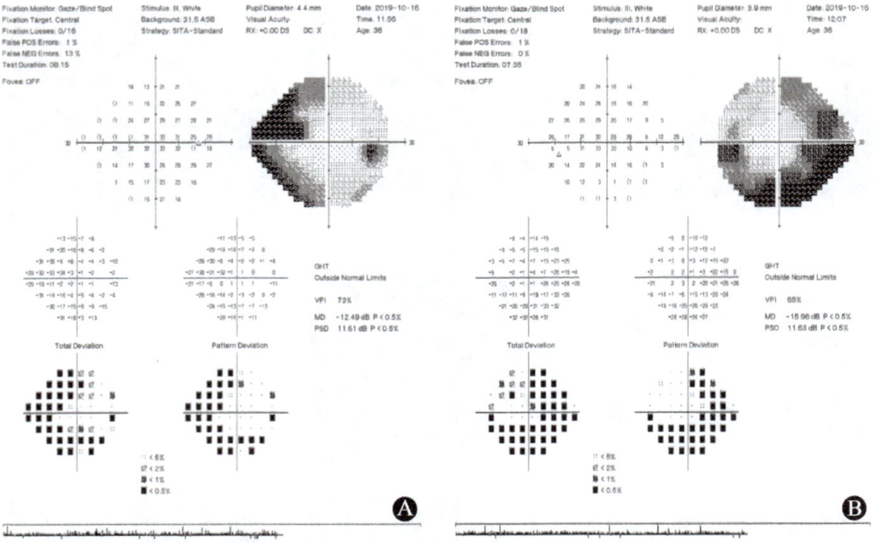

图 15－4　双眼视野

29.6 mmHg，左眼眼压波动于 24.4～32.2 mmHg。遂行双眼选择性激光小梁成形术，术后双眼眼压控制可，未用药。目前已随访至术后 1.5 年，眼压：右眼 12.8 mmHg，左眼 14.5 mmHg。未见视野及视神经损害进一步进展。

病例分析及讨论

本例患者为中青年男性，否认青光眼家族史，主因“双眼眼痛伴视物模糊 1 月余”就诊。专科检查显示双眼眼压高，前节无殊，C/D＝0.7。结合双眼房角宽开，诊断双眼开角型青光眼。追问病史得知，患者曾因“双眼眼痒”而自行购买非正规中药古方滴眼液（具体成分不详），使用 3 个月，目前已停药 20 余天。考虑双眼激素性青光眼可能性大。治疗上以停用含激素药物、使用降眼压药降眼压为主，同时也可选择 SLT 治疗，对药物和激光治疗无效者，可进一步选择手术治疗。

笔记

本例患者诊断为开角型青光眼，存在3个特别点：①眼压特别高；②视神经和视野损害并不严重；③存在可疑皮质类固醇激素的长期使用史。因此考虑存在激素性青光眼的可能。激素性青光眼的诊断，往往需要明确激素药物使用史，需要一定的时间长度，往往同时合并激素性白内障（很强的支持依据），另外一点就是停激素用药后，眼压可下降。当然如果病程较久的激素青光眼，停用激素后，眼压也不一定能下降。但是开角型青光眼基本上不会存在眼压自行下降的可能，因此停药后的眼压下降也可以作为激素性青光眼与开角型青光眼的一个鉴别点。既往文献报道SLT治疗对于激素性青光眼非常有效，该患者的治疗情况也确实验证了这一点。我们在临床诊治中也发现运动（如跑步）可能有助于激素性青光眼停用激素药物后的眼压下降，但这仍需要进一步的验证。

参考文献

[1] 陈君毅，孔祥梅，孙兴怀．选择性激光小梁成形术治疗糖皮质激素性青光眼的疗效观察［J］．中华实验眼科杂志，2014，32(2)：168－171.

[2] GAZZARD G, KONSTANTAKOPOULOU E, GARWAY-HEATH D, et al. Selective laser trabeculoplasty versus eye drops for first-line treatment of ocular hypertension and glaucoma (LiGHT): a multicentre randomised controlled trial [J]. Lancet, 2019, 393(10180): 1505－1516.

[3] HUTNIK C, CRICHTON A, FORD B, et al. Selective laser trabeculoplasty versus argon laser trabeculoplasty in tlaucoma patients treated previously with 360° selective laser trabeculoplasty: a randomized, single-blind, equivalence clinical trial [J]. Ophthalmology, 2019, 126(2): 223－232.

[4] MALEKI A, SWAN R T, LASAVE A F, et al. Selective laser trabeculoplasty in controlled uveitis with steroid-Induced glaucoma [J]. Ophthalmology, 2016, 123 (12): 2630－2632.

笔记

病例 16
新生血管性青光眼

◆ 导读

对于新生血管性青光眼，我们一般需要明确其原发病因，以帮助我们对病因进行治疗。但病因治疗是否有助于新生血管性青光眼的缓解还不确定。本病例患者存在颈动脉的严重狭窄，经手术治疗，眼部的新生血管和眼压并未得到明显的缓解。新生血管性青光眼在病因缓解后，是否可以考虑房角分离，我们也进行了尝试。

病历摘要

[基本信息]

笔记

患者，男性，78 岁，主诉：左眼渐进性视物模糊 4 个月。

患者既往有糖尿病病史 15 年，目前以胰岛素针、阿卡波糖控制血糖，自诉血糖控制尚可。患者 1 个月前发现左眼眼压高，予以布林佐胺滴眼液点眼治疗。

[眼科检查]

（1）专科检查

VAsc：右眼 0.6，左眼 FC/20 cm；VAcc：右眼 -0.75/-1.50×95=0.60，左眼 -0.50/-1.00×70=0.03；眼压：右眼 13.4 mmHg，左眼 20.2 mmHg。右眼结膜无充血，鼻侧可见纤维血管样组织侵入角膜约 2 mm，余角膜透明，前房深清，瞳孔圆，直径约 3 mm，对光反射存在，晶状体混浊 C3N2P1，玻璃体絮状混浊，眼底隐见视盘界清色淡红，C/D 约 0.5，黄斑中心凹反光未见，后极部视网膜平伏；左眼结膜无充血，鼻侧可见纤维血管样组织侵入角膜约 2 mm，余角膜透明，虹膜表面可见新生血管，前房深清，瞳孔圆，直径约 4 mm（>右眼），对光反射存在，晶状体混浊 C3N3P3，玻璃体絮状混浊，眼底隐见视盘界清色淡，C/D 约 0.8，黄斑中心凹反光未见，后极部视网膜平伏（图 16-1、图 16-2）。

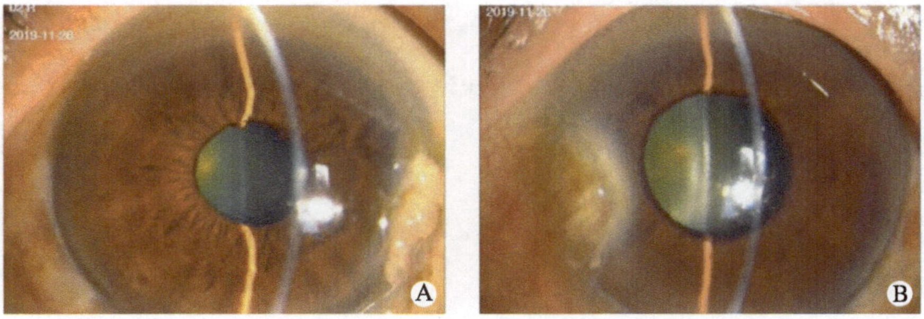

图 16-1 双眼前节照相

（2）辅助检查

①B 超（图 16-3）：双眼玻璃体轻度混浊、后脱离。

②OCT（黄斑，图 16-4）：右眼黄斑区视网膜层间见点状高反

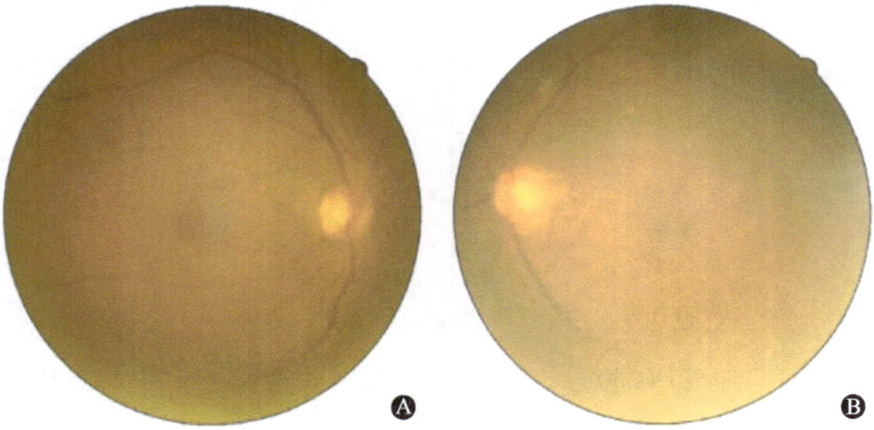

图 16-2　双眼眼底照相

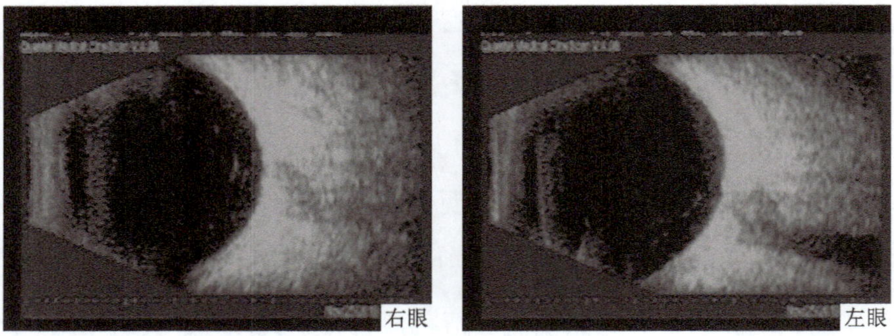

图 16-3　双眼 B 超

射，椭圆体带反射欠连续，RPE 反射局部紊乱；左眼黄斑区视网膜表面反射粗糙，椭圆体带反射欠连续，RPE 局部反射紊乱。

[诊断]

左眼新生血管性青光眼（原因待查），双眼糖尿病性白内障，双眼翼状胬肉，2 型糖尿病。

[治疗经过]

入院后患者行左眼微切口白内障超声乳化吸除联合人工晶状体植入术，手术顺利，术后第 1 天，患者左眼视力 FC/30 cm，眼压 28.4 mmHg，给予抗炎、抗感染治疗；同时左眼加用盐酸卡替洛

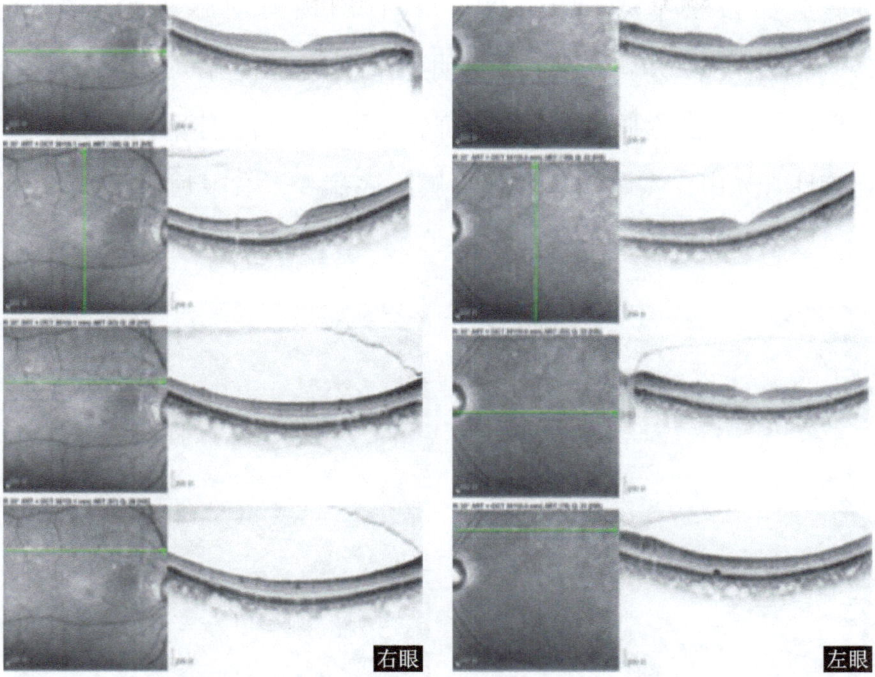

图 16-4 双眼 OCT

尔滴眼液降眼压、高糖甲泼尼龙滴眼液减轻角膜水肿、复方樟柳碱注射液左颞浅动脉皮下注射及甲钴胺片口服营养神经治疗，连用3天后，患者仍诉左眼视力无提高。

眼底内科就诊后予以双眼荧光素眼底血管造影（图16-5），查左眼臂-视网膜循环（A-RCT）时间=23 s；动-静脉循环（A-V）时间=13 s；右眼A-RCT时间及A-V时间正常。青光眼专科就诊查房角镜：右眼静态下全周宽，动态下全周开放、未见新生血管。左眼静态下全周NⅣ，动态下2—4点位开放，余关闭。考虑左眼眼缺血综合征可能，予以眼底扩血管治疗（银杏达莫注射液、阿司匹林肠溶片、银杏叶胶囊、弥可保片），同时行经颅多普勒超声检测和颈部血管超声检查。检查结果如下：①经颅多普勒超声检测：左侧颈内动脉（眼动脉之前）重度狭窄，左侧颈内外侧支开放。②颈部血管超声：双侧颈动脉内-中膜增厚伴多发斑块形成，左侧颈内

笔记

动脉起始段狭窄（70% ~99%），右侧颈内动脉起始段狭窄（50% ~69%），双侧椎动脉未见明显异常。根据患者的病史及检查结果修正诊断为左眼眼缺血综合征，左眼人工晶状体眼，左眼新生血管性青光眼，左眼糖尿病视网膜眼底病变，右眼糖尿病性白内障，双眼翼状胬肉，2 型糖尿病。

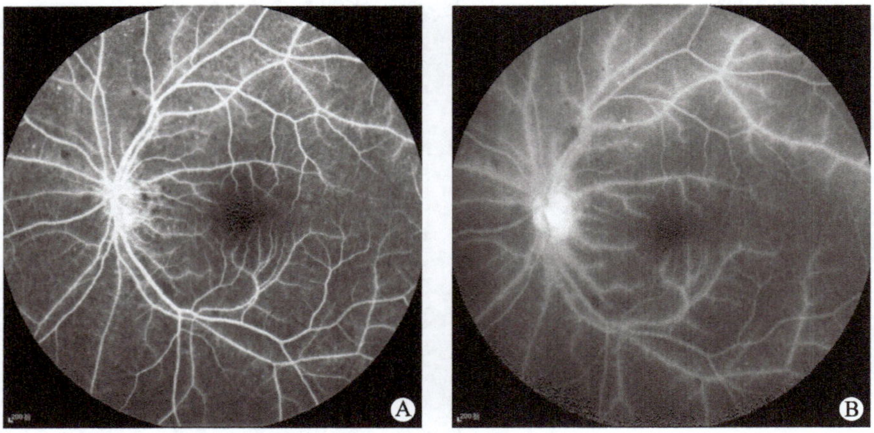

图 16 –5　左眼荧光素眼底血管造影

左眼白内障术后 1 个月，患者于门诊复查时自诉左眼仍偶有眼痛。2 周前患者于外院血管外科行双侧颈动脉造影术 + 左侧经皮颈动脉球囊扩张成形术 + 左侧脑保护伞下颈动脉支架植入术 + 右侧股动脉缝合术治疗。专科查体：VAsc：右眼 0.4，左眼 FC/50 cm；眼压：右眼 13.2 mmHg，左眼 42.7 mmHg。左眼结膜无充血，鼻侧可见纤维血管样组织侵入角膜约 2 mm，余角膜透明，前房清深，虹膜表面仍弥漫新生血管，瞳孔圆，直径约 4 mm，对光反应迟钝，人工晶状体位正，玻璃体絮状混浊，眼底隐见视盘界清色淡，C/D 约 0.8，视网膜散在出血点，黄斑中心凹反光未见，后极部视网膜平伏。右眼情况同前。房角镜显示右眼静态下上方 N Ⅰ，余方向宽，动态下全周房角开放；左眼静态下全周房角 NⅣ，动态下 1—2 点位局部开放，小梁网可见新生血管，余房角关闭。

笔记

门诊予以左眼降眼压药物治疗，同时建议行左眼引流阀植入术。患者及其家属商议后，于我院行左眼房角分离 + 前房成形 + 前房注药术，术中黏弹剂及虹膜恢复器分离房角后见房角 1—6—10 点位开放。术后患者左眼眼压高，加用溴莫尼定滴眼液、拉坦前列素滴眼液降眼压，必要时予以前房放液，眼压仍波动于 20 ~ 33 mmHg，虽然较术前明显下降，但仍较高，后患者行左眼引流阀植入术。

病例分析及讨论

本例患者为老年男性，既往有糖尿病病史 15 年，本次因“左眼视力下降 4 个月”就诊，行左眼白内障术后视力无提高。专科检查可见左眼虹膜面大量新生血管，眼底 C/D 增大，合并眼压升高，视野可见与生理盲点相连的弓形视野缺损，可以诊断左眼新生血管性青光眼。房角镜显示左眼房角局部开放，小梁网可见新生血管。FFA 示左眼 A-RCT 时间 = 23 s，A-V 时间 = 13 s。考虑眼缺血综合征（ocular ischemic syndrome，OIS）可能。经颅多普勒超声检测显示左侧颈内动脉（眼动脉之前）重度狭窄；颈部血管超声示双侧颈动脉粥样斑块形成伴左侧狭窄。进一步验证眼缺血综合征，需要行以改善颈动脉血液循环为主的手术治疗。患者在颈动脉扩张手术前，左眼眼压没有显著升高，但是左侧颈动脉手术后左眼眼压却显著升高。后续治疗发现左眼房角分离手术效果不佳，仍需考虑进行左眼引流阀植入术治疗。

本例患者，尽管存在较长时间的糖尿病病史，但是糖尿病视网膜眼底病变不重，且存在明确颈内动脉狭窄病史，FFA 显示存在臂 - 视网膜循环时间延长，考虑虹膜新生血管的生成主要是因为眼

笔记

缺血综合征。一般认为颈动脉阻塞性疾病手术治疗后虹膜新生血管应该消退，但是本例患者在左侧颈动脉扩张成形术后仍然可见虹膜和小梁网处的新生血管。此外，颈动脉扩张成形术后，患者眼压明显升高，既往文献中也有关于这一现象的报道，其具体机制不清，可能的解释是眼动脉血流恢复后，睫状突处的无色素上皮细胞房水分泌增加，从而导致眼压升高。新生血管导致的闭角型青光眼，是否可行房角分离术？本例患者尽管大部分房角已经分开，但眼压仍未能恢复到正常范围，一方面可能是因为房角分离过程中存在于房角处的新生血管出血，另一方面是小梁网处存在新生血管或新生血管膜，使小梁的滤过功能受损，房角分离术后仍然不能恢复其功能。但是我们仍然应当看到左眼眼压较房角分离术前有部分下降，提示该术式应当也发挥了一定的作用。

参考文献

[1] BROWN G C, MAGARGAL L E. The ocular ischemic syndrome. Clinical, fluorescein angiographic and carotid angiographic features [J]. Int Ophthalmol, 1988, 11(4): 239 – 251.

[2] TERELAK-BORYS B, SKONIECZNA K, GRABSKA-LIBEREK I. Ocular ischemic syndrome—a systematic review [J]. Med Sci Monit, 2012, 18(8): RA138 – RA144.

[3] MENDRINOS E, MACHINIS T G, POURNARAS C J. Ocular ischemic syndrome [J]. Surv Ophthalmol, 2010, 55(1): 2 – 34.

[4] 王艳玲，赵露，黄映湘，等. 眼缺血综合征的临床观察 [J]. 中华眼科杂志，2009, 45(12): 1080 – 1083.

[5] MA F, SU J, SHANG Q, et al. Changes in ocular hemodynamics after carotid artery angioplasty and stenting (CAAS) in patients with different severity of ocular ischemic syndrome [J]. Curr Eye Res, 2018, 43(2): 266 – 272.

[6] MARX J L, HREIB K, CHOI I S, et al. Percutaneous carotid artery angioplasty

笔记

and stenting for ocular ischemic syndrome [J]. Ophthalmology, 2004, 111(12): 2284-2291.

[7] GANAIE H A, GUPTA V, PARTHASARATHY R, et al. Blindness following carotid artery stenting due to ocular hyperperfusion—report and review of literature [J]. Neurol India, 2020, 68(4): 897-899.

笔记

病例 17 穿透性 Schlemm 管成形术在合并房角关闭的新生血管性青光眼中的应用

◆ 导读

穿透性 Schlemm 管成形术是我 2015 年提出的一个新的青光眼术式，后来获得了美国的发明专利，当初最主要的设想是将通过 Schlemm 管成形的内引流手术引入到闭角型青光眼中。该手术在闭角型青光眼中的效果已经得到了学术界的认可，我们后续又开展了穿透性 Schlemm 管成形术在继发性闭角型青光眼中的应用，如新生血管性青光眼、虹膜角膜内皮综合征继发青光眼。那么该术式在新生血管继发的闭角型青光眼中的效果又如何呢？

病历摘要

[基本信息]

笔记

患者，女性，64 岁。主诉：右眼眼痛 1 个月。

患者既往有糖尿病病史 16 年，未规律控制血糖；发现高血压病史 1 年，自诉血压控制可；既往有糖尿病肾病、慢性肾衰竭病史 5 年。2015 年患者于当地医院诊断为双眼糖尿病视网膜病变（双眼增殖期）、右眼新生血管性青光眼，曾在当地医院接受右眼白内障手术及右眼玻璃体腔抗 VEGF 注药术，长期以降眼压药物控制眼压。目前右眼使用 3 种降眼压药物治疗，平均眼压维持在 40 mmHg 左右。

[眼科检查]

（1）专科检查

VAsc：右眼 FC/20 cm，左眼 HM/20 cm；眼压（非接触式喷气式眼压计测量）：右眼 43.7 mmHg，左眼 9.9 mmHg；眼压（Goldmann 眼压计测量）：右眼 33.0 mmHg，左眼 10.0 mmHg。右眼虹膜纹理清，瞳孔圆，直径约 4.0 mm，对光反射迟钝，人工晶状体在位，玻璃体絮状混浊，隐见眼底，视盘界清色苍白，C/D = 1.0，视网膜表面可见大量渗出及出血点。左眼晶状体混浊，玻璃体及眼底窥不清。

（2）辅助检查

①房角镜：右眼静态下窄Ⅳ，动态下全周房角粘连关闭，虹膜上可见新生血管形成；左眼静态下宽角，动态下全周房角开放。

②UBM：右眼前房中央深度约 3.02 mm，全周房角关闭（图 17 - 1）。

③眼轴：右眼 21.97 mm，左眼 21.74 mm。

④B 超：右眼玻璃体轻度混浊、不完全后脱离；左眼玻璃体混浊、后脱离；左眼眼底病变。

⑤OCT：右眼黄斑区视网膜层间见无反射区及高反射光斑，IS/ON 层反射未见，右眼 RNFL 厚度局部增加；左眼测不出。

笔记

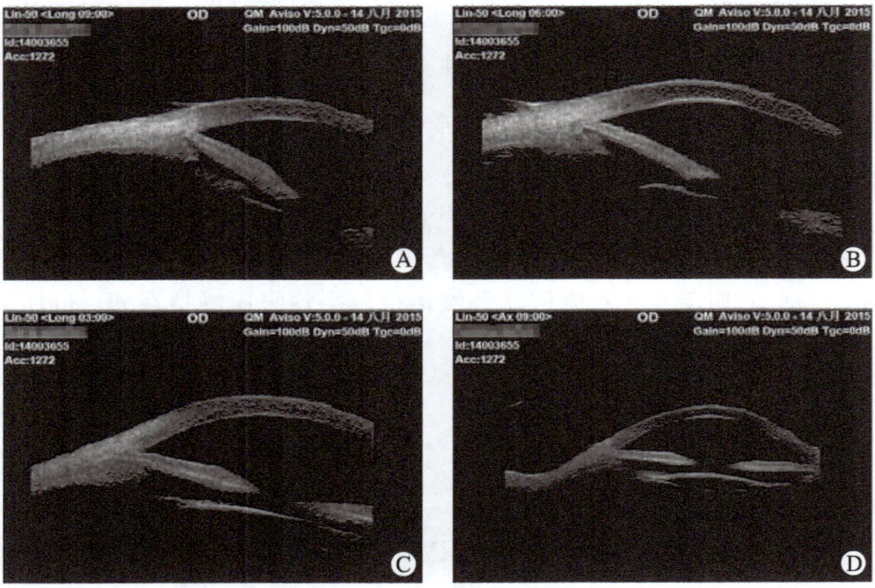

图 17－1　右眼 UBM 图像

[诊断]

右眼新生血管性青光眼，右眼人工晶状体眼，左眼糖尿病性白内障，双眼糖尿病视网膜病变（双眼增殖期），高血压病，2 型糖尿病，糖尿病肾病。

[治疗经过]

患者入院后完善相关检查，排除手术禁忌证后，在局部麻醉下行右眼穿透性 Schlemm 管成形术，手术顺利，术后予抗炎、抗感染治疗。术后第 1 天，患者右眼眼压为 16.6 mmHg，术后第 2 天，患者右眼眼压为 19.3 mmHg。期间患者无诉不适，遂予以出院。

术后患者未使用降眼压药物，术后 1 个月和 4 个月复查时患者右眼眼压分别为 23.5 mmHg 和 22.5 mmHg，视力稳定于 0.2，查体右眼未见结膜滤过泡，也没有其他并发症发生（图 17－2）。

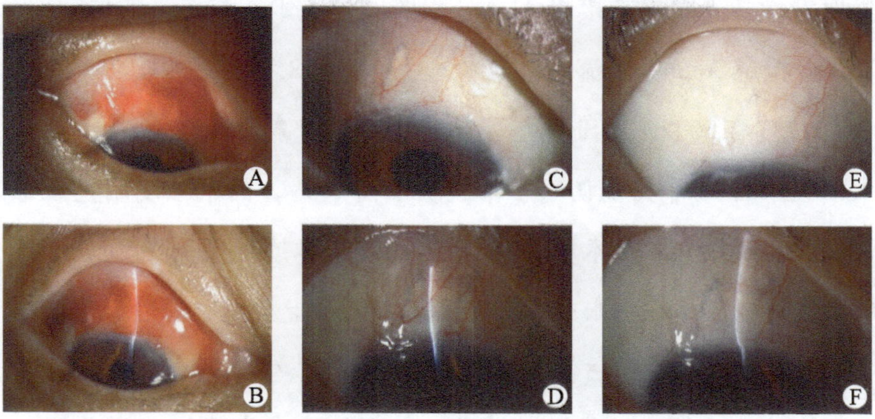

A 和 B 为术后 1 周，C 和 D 为术后 1 个月，E 和 F 为术后 4 个月。

图 17－2 右眼前节照相，均未见结膜滤过泡

病例分析及讨论

新生血管性青光眼主要的发病机制是由于眼后段的缺血缺氧，使得眼内的促血管生成因子和抗血管生成因子两者之间的平衡被破坏，房角和虹膜根部可有新生血管生成，堵塞房水外流，造成眼压升高，常继发于增殖性糖尿病视网膜病变和视网膜中央静脉阻塞，这类患者的视力一般较差。

新生血管性青光眼的主要治疗方式是全视网膜激光光凝治疗，有些眼压升高患者联合降眼压药物后仍然无法降低眼内压及阻止视神经进一步损伤，因此有必要对这一类患者行抗青光眼手术治疗，特别是在合并房角关闭的患者中。新生血管性青光眼抗青光眼手术治疗的方式包括引流阀植入术、小梁切除术、睫状体光凝术等，然而不管是哪一种手术方式，术后视力差、前房积血等并发症发生率均较高，仍然是术后需要考虑和担忧的。

青光眼引流阀植入术通常是难治性青光眼的首选术式，然而新

生血管性青光眼患者接受 Ahmed 引流阀植入术后有较高的失败率。Yalvac 报道 Ahmed 引流阀植入术术后 1 年和 2 年的手术成功率分别为 63.2% 和 56.2% 。Sisto 等发现术中使用 5-氟尿嘧啶的引流阀植入术在术后 35 个月随访时手术成功率为 55%，而术中使用丝裂霉素的引流阀植入术在术后 18 个月随访时手术成功率为 54% 。透巩膜睫状体光凝术在降眼压和减轻疼痛方面对于新生血管性青光眼患者效果显著，但是术后低眼压、视力下降等发生率较高。

在这一病例中，我们提供了一种新的手术方式治疗合并房角关闭的新生血管性青光眼患者，手术降眼压效果好，且未出现术后并发症。该患者术前应用了 3 种降眼压药物，平均眼压维持在 40 mmHg，行穿透性 Schlemm 管成形术，术后 1 个月和 4 个月随访时眼压分别为 23.5 mmHg 和 22.5 mmHg（均未使用降眼压药物），术后视力提高到 0.2。

穿透性 Schlemm 管成形术能够降低合并房角关闭的新生血管性青光眼的眼内压，同时术后并发症发生率低，但是仍然需要更多的研究及随机对照临床试验来验证其远期疗效和安全性。

参考文献

[1] SHAZLY T A, LATINA M A. Neovascular glaucoma: etiology, diagnosis and prognosis[J]. Semin Ophthalmol, 2009, 24(2): 113 – 121.

[2] HAYREH S S. Neovascular glaucoma[J]. Prog Retin Eye Res, 2007, 26(5): 470 – 485.

[3] YALVAC I S, EKSIOGLU U, SATANA B, et al. Long-term results of Ahmed glaucoma valve and Molteno implant in neovascular glaucoma[J]. Eye (Lond), 2007, 21(1): 65 – 70.

[4] ISTO D, VETRUGNO M, TRABUCCO T, et al. The role of antimetabolites in filtration surgery for neovascular glaucoma: intermediate-term follow-up[J]. Acta

笔记

Ophthalmol Scand, 2007, 85(3): 267 - 271.

[5] GHOSH S, SINGH D, RUDDLE J B, et al. Combined diode laser cyclophotocoagulation and intravitreal bevacizumab (Avastin) in neovascular glaucoma[J]. Clin Exp Ophthalmol, 2010, 38(4): 353 - 357.

[6] ILIEV M E, GERBER S. Long-term outcome of trans-scleral diode laser cyclophotocoagulation in refractory glaucoma[J]. Br J Ophthalmol, 2007, 91(12): 1631 - 1635.

[7] MURPHY C C, BURNETT C A, SPRY P G, et al. A two centre study of the dose-response relation for transscleral diode laser cyclophotocoagulation in refractory glaucoma[J]. Br J Ophthalmol, 2003, 87(10): 1252 - 1257.

[8] YILDIRIM N, YALVAC I S, SAHIN A, et al. A comparative study between diode laser cyclophotocoagulation and the Ahmed glaucoma valve implant in neovascular glaucoma: a long-term follow-up[J]. J Glaucoma, 2009, 18(3): 192 - 196.

[9] RAMLI N, HTOON H M, HO C L, et al. Risk factors for hypotony after transscleral diode cyclophotocoagulation[J]. J Glaucoma, 2012, 21(3): 169 - 173.

笔记

病例 18
小梁切除术治疗病毒性前葡萄膜炎继发青光眼

◆ 导读

病毒性前葡萄膜炎继发性青光眼的诊断和治疗在临床上是很有难度的。当眼压升高药物不能控制，持续 1 个月以上时，或者出现了视神经和视野的损害，我们需要积极地进行手术干预，终止因眼压升高带来的不可逆性的损害。这两例患者都是通过小梁切除术对眼压进行了控制，其中 1 例 4 年内仅复发 1 次，另 1 例 2 年内没有复发。

病历摘要—患者1

[基本信息]

笔记

患者，女性，62 岁。主诉：右眼胀痛 5 月余。

患者否认皮肤水疱史，否认全身疾病史。3 月余前曾因“右眼红痛伴视物模糊 1 月余”来我院就诊，当时右眼专科查体：VAsc 0.5，眼压 11.6 mmHg。右眼睫状充血，角膜可见老年环伴色素性 KP，鼻侧及颞上方虹膜萎缩，瞳孔僵硬、变形、中度散大，前房细胞少许。查房水发现单纯疱疹病毒 I 型抗体 IgG 阳性，诊断为右眼病毒性前葡萄膜炎。给予局部应用更昔洛韦眼用凝胶、口服阿昔洛韦片治疗，治疗后症状好转，后又复发 2 次。复诊时发现右眼眼压 42.9 mmHg，给予盐酸卡替洛尔滴眼液和溴莫尼定滴眼液降眼压治疗，眼压仍然无法控制。

[眼科检查]

（1）专科检查

右眼 VAsc 0.6，右眼眼压 32.7 mmHg。右眼结膜轻度充血，角膜轻度水肿，布满点状色素 KP，周边前房深度约 1/4 CT，房水清，瞳孔不规则散大，直径约 4.5 mm，晶状体透明，眼底 C/D = 0.8。

（2）辅助检查

①房角镜：右眼 11—5 点位粘连关闭。

②UBM：双眼房角较窄。

③视野：右眼：MD −7.68 dB，PSD 3.12 dB。

[诊断]

右眼继发性急性闭角型青光眼，右眼病毒性前葡萄膜炎。

[治疗经过]

患者入院后给予溴莫尼定滴眼液、卡替洛尔滴眼液及布林佐胺滴眼液降眼压治疗，并行右眼复合式小梁切除术，手术顺利。术后右眼裸眼视力 0.8，眼压 10.1 mmHg，右眼结膜轻度充血，上方滤过泡弥散隆起，角膜透明，见少许色素 KP，瞳孔略圆，直径约

笔记

3.5 mm。术后1周复诊，患者无诉不适。

术后1个月复查，右眼眼压7.3 mmHg，滤过泡扁平弥散，角膜透明，陈旧色素KP(+)，虹膜萎缩。术后3个月复诊，自诉右眼视物模糊，裸眼视力0.4，眼压19.6 mmHg，滤过泡扁平弥散，角膜KP(+++)，虹膜萎缩，瞳孔欠圆散大，提示炎症复发，给予更昔洛韦眼用凝胶治疗，2周后病情好转。术后10个月复诊，自诉偶感右眼隐痛，裸眼视力0.4，眼压8.1 mmHg，上方滤过泡扁平，角膜透明，前房深清，虹膜萎缩，瞳孔欠圆，约5 mm×6 mm。房角镜检查示右眼5—12—3点位开放。继续给予更昔洛韦眼用凝胶治疗。此后3年无用药，右眼眼压控制可，病毒性前葡萄膜炎无复发。

病历摘要—患者2

[基本信息]

患者，男性，52岁。主诉：右眼疼痛伴视物模糊2月余。

患者2个月前曾因“右眼红痛不适5天”来我院就诊。否认感冒、水疱等病史，有乙肝小三阳10余年，否认其他全身疾病史。右眼专科检查：VAsc 0.3，眼压7.9 mmHg。右眼结膜混合充血，角膜透明，尘状KP(+)，局部虹膜脱色素，右瞳孔变心形、散大、固定。诊断为右眼青光眼、右眼葡萄膜炎。给予更昔洛韦眼用凝胶、泼尼松龙滴眼液、更昔洛韦滴眼液、阿昔洛韦片对症治疗。2周后复诊，患者自诉右眼红痛有所好转，仍视物不清，查右眼眼压44.3 mmHg，房角镜检查示右眼动态下6—8点位开放，余粘连关闭。修正诊断为右眼继发性闭角型青光眼、右眼病毒性前葡萄膜炎。继续给予更昔洛韦眼用凝胶、更昔洛韦滴眼液、阿昔洛韦片抗

笔记

病毒治疗，并给予盐酸卡替洛尔滴眼液和溴莫尼定滴眼液降眼压治疗，眼压仍然控制不佳。

[眼科检查]

（1）专科检查

右眼 VAsc 0.2，右眼眼压 40.0 mmHg。右眼球结膜无充血，角膜透明，房水清，中央前房浅，周边前房小于 1/4 CT，瞳孔不规则，对光反射迟钝，直径约 6.0 mm，晶状体轻度混浊，眼底见视盘界清色红，C/D =0.7，黄斑反光存在，后极部视网膜平伏。

（2）辅助检查

①房角镜：右眼动态下观察 9—12—4 点位房角关闭，余房角开放；左眼动态下观察房角全开。

②UBM：双眼浅前房，双眼房角形态异常。

实验室检查均未见异常。

[诊断]

右眼继发性急性闭角型青光眼，右眼病毒性前葡萄膜炎。

[治疗经过]

患者入院后行右眼复合式小梁切除术，手术顺利。术后右眼裸眼视力 0.3，眼压 12.7 mmHg，上方滤过泡微隆，角膜透明，中央前房浅，周边前房小于 1/4 CT，瞳孔不规则，直径约 6 mm。给予妥布霉素地塞米松滴眼液和左氧氟沙星滴眼液抗炎、抗感染治疗，阿昔洛韦滴眼液和阿昔洛韦片抗病毒治疗。术后 1 周复查，患者无诉不适，用药同前。术后 1 个月复查，患者无诉不适，右眼眼压 9.0 mmHg，结膜无充血，上方滤过泡弥散扁平，前房深度可。此后 2 年继续使用阿昔洛韦滴眼液和阿昔洛韦片抗病毒、布林佐胺滴眼液降眼压治疗，右眼眼压控制良好，病毒性前葡萄膜炎无复发。

笔记

病例分析及讨论

病毒性前葡萄膜炎是葡萄膜炎的一种，引起眼部葡萄膜感染的常见病毒有单纯疱疹病毒、水痘－带状疱疹病毒、巨细胞病毒和EB病毒等。病毒性前葡萄膜炎的临床主要症状为视物模糊、眼红、眼痛、畏光及流泪等，体征上表现为单眼发病，角膜后三角形分布羊脂状、灰白色中等大小或色素样角膜后沉着物，虹膜萎缩后粘连，瞳孔变形，眼压不同程度升高。实验室检查方法中的病毒分离和病毒培养为目前确诊该疾病的金标准，但该方法的病毒阳性检出率较低。本病例报告中，第1例患者单眼发病，眼红眼痛，伴视物模糊，角膜可见色素性KP，虹膜萎缩，瞳孔僵硬、变形、中度散大，前房细胞少许，查房水发现单纯疱疹病毒抗体，诊断病毒性前葡萄膜炎明确。第2例患者单眼发病，眼红眼痛，结膜混合充血，角膜透明，尘状KP（＋），局部虹膜脱色素，右瞳孔变心形、散大、固定，虽然未检测到具体的病毒，但根据症状、体征，诊断为病毒性前葡萄膜炎。

葡萄膜炎可引起眼压升高，当眼压进行性升高，并发生视神经损伤或视野损害时可被视为葡萄膜炎继发性青光眼。葡萄膜炎继发性青光眼的发生率因不同类型葡萄膜炎、不同年龄和不同程度的患者略有不同，葡萄膜炎继发性青光眼的发病机制可能与以下因素有关：①葡萄膜炎引起前列腺素分泌增加造成眼压升高；②炎性细胞阻塞小梁网；③小梁网肿胀；④虹膜周边前粘连；⑤瞳孔阻滞继发前房角关闭。病毒性前葡萄膜炎继发性青光眼的发病机制目前还不清楚，除上述5点外，可能还与病毒的复制和机体的免疫力有关。

笔记

对于病毒性前葡萄膜炎继发性青光眼，应积极给予抗炎、抗病毒和降眼压治疗，必要时进行手术治疗，但应避免在葡萄膜炎活动期进行手术。在这2例病例中，治疗上以局部应用更昔洛韦眼用凝胶、口服阿昔洛韦片为主，但病情反复发作，眼压不能控制，高眼压持续时间超过1个月，房角镜检查提示动态下房角粘连关闭>1/2周房角。在进行复合式小梁切除术后，2位患者眼压控制佳，滤过泡在术后1个月从弥散隆起变为弥散扁平，但眼压仍然控制佳，动态下房角与术前房角形态相同，说明炎症活动期不一定是葡萄膜炎继发性青光眼的手术禁忌。滤过手术对于缓解症状、恢复眼内液体的正常循环具有重要作用。对于反复发作迁延的病毒性葡萄膜炎或者病毒性葡萄膜炎继发性青光眼，除缓解眼压外，滤过手术也是缓解炎症的一个重要手段。

有意思的是，患者1和患者2在滤过泡已经从弥散隆起变为瘢痕扁平后，眼压仍能保持正常，这提示我们术前的高眼压不单纯是房角关闭引起，同时存在一定程度的小梁网的炎症和水肿。当眼内炎症缓解后，小梁网功能得到恢复。因此，即使没有外引流的作用，眼压也能保持正常。

在本病例报告中，2例患者均在炎症发作期进行了滤过手术，不仅眼压得到了控制，炎症也明显缓解，同时复发次数明显减少。病毒性前葡萄膜炎相对容易控制，但由于存在患者依从性差及劳累等因素，其复发率较高，达到了50%～80%。在本病例报告中，1例患者4年内仅在术后3个月复发1次，另1例患者2年内没有复发，复发率远低于其他方式治疗的病毒性前葡萄膜炎。

参考文献

[1] YEO T K, HO S L, LIM W K, et al. Causes of visual loss associated with uveitis in a singapore tertiary eye center[J]. Ocul Immunol Inflamm, 2013, 21(4):

笔记

262 – 269.

[2] JAP A, CHEE S P. Viral anterior uveitis[J]. Curr Opin Ophthalmol, 2011, 22(6): 483 – 488.

[3] SIVERIO JÚNIOR C D, IMAI Y, CUUNINGHAM E T Jr. Diagnosis and management of herpetic anterior uveitis[J]. Int Ophthalmol Clin, 2002, 42(1): 43 – 48.

[4] CUUNINGHAM E T Jr. Diagnosing and treating herpetic anterior uveitis[J]. Ophthalmology, 2000, 107(12): 2129 – 2130.

[5] SUGITA S, SHIMIZU N, WATANABE K, et al. Use of multiplex PCR and real-time PCR to detect human herpes virus genome in ocular fluids of patients with uveitis[J]. Br J Ophthalmol, 2008, 92(7): 928 – 932.

[6] SUNG V C, BARTON K. Management of inflammatory glaucomas[J]. Curr Opin Ophthalmol, 2004, 15(2): 136 – 140.

[7] KOK H, BARTON K. Uveitic glaucoma[J]. Ophthalmol Clin North Am, 2002, 15(3): 375 – 387.

[8] NERI P, AZUARA-BLANCO A, FORRESTER J V. Incidence of glaucoma in patients with uveitis[J]. Journal of glaucoma, 2004, 13(6): 461 – 465.

[9] MAINI R. The risk of complications of uveitis in a district hospital cohort[J]. Br J Ophthalmol, 2004, 88(4): 512 – 517.

[10] 黄瑞华，王梅芳，郁文国. 葡萄膜炎继发性青光眼治疗探讨[J]. 国际眼科杂志,2009, 9(2): 373 – 374.

[11] FOSTER C S. Vitrectomy in the management of uveitis[J]. Ophthalmology, 1988, 95(8): 1011 – 1012.

[12] ANDROUDI S, AHMED M, FIORE T, et al. Combined pars plana vitrectomy and phacoemulsification to restore visual acuity in patients with chronic uveitis[J]. J Cataract Refractive Surg, 2005, 31(3): 472 – 478.

[13] MURTHY S I, PAPPURU R R, LATHA K M, et al. Surgical management in patient with uveitis[J]. Indian J Ophthalmol, 2013, 61(6): 284 – 290.

笔记

[14] 陈银银, 成拾明, 周霞, 等. 病毒性前葡萄膜炎治疗的临床观察[J]. 临床眼科杂志, 2016, 24(1): 45 - 48.

[15] SUNGUR G K, HAZIROLAN D, YALVAC I S, et al. Incidence and prognosis of ocular hypertension secondary to viral uveitis[J]. Int Ophthalmol, 2009, 30(2): 191 - 194.

笔记

病例 19
难治性原发性开角型青光眼

◆ 导读

以 Schlemm 管为基础的内引流手术，因其术后没有滤过泡（非滤过泡依赖性），也就不会产生与滤过泡相关的并发症，也不需要对滤过泡进行维护这一系列的工作，而备受当前青光眼医生们的喜爱。从外路的 Schlemm 管成形术到内路的 Schlemm 管成形术，手术切口在微创化的同时，也更便于抗青光眼术式与白内障超声乳化手术的整合，是青光眼微创手术的巨大进步。但本例患者发生了一个特别的经历，也正是这个经历让我重新思考了 Schlemm 管扩张降眼压的机制，让我们一起来回顾这例特殊的病例。

笔记

病历摘要

[基本信息]

患者，男性，62 岁。主诉：左眼视物模糊 1 年余，眼压升高 1 个月。

2017 年 10 月患者因“双眼先后出现视物模糊、视野缩小 6 个月”就诊于我院，诊断为双眼原发性开角型青光眼。2019 年 4 月于我院行右眼微切口白内障超声乳化吸除 + 人工晶状体植入联合小梁切除术。

[眼科检查]

（1）专科检查

VAsc：右眼 0.6，左眼 0.1。VAcc：右眼 +0.50/−0.50×105 = 0.70，左眼 −4.25/−1.00×95 = 0.50。眼压：右眼 18.3 mmHg，左眼 29.4 mmHg。左眼结膜轻度充血，角膜透明，前房深清，虹膜纹理清，晶状体轻度混浊，视盘界清色淡红，C/D = 0.7，黄斑中心凹反光未见；右眼结膜无充血，滤过泡微膨隆，色淡，角膜透明，前房深清，虹膜纹理清，上方可见周切口通畅，人工晶状体在位、透明，视盘界清色淡红，C/D = 0.7，黄斑中心凹反光未见。

（2）辅助检查

UBM：双眼房角形态正常。

[诊断]

双眼原发性开角型青光眼（右眼小梁切除术后），左眼年龄相关性白内障，右眼人工晶状体眼。

笔记

[治疗经过]

入院后次日患者在局部麻醉下行左眼微切口白内障超声乳化吸除+人工晶状体植入+内路粘小管成形术。术中于9点位切开Schlemm管内壁，激光显微导管360°穿通Schlemm管，并用黏弹剂扩张Schlemm管。术后第1天，患者左眼裸眼视力为0.6，眼压为10.3 mmHg。术后第5天，患者左眼眼压突然升高为42.2 mmHg。前节OCT示左眼房角9点位关闭（图19－1A）。房角镜示左眼Schlemm管内壁切开处（9点位）可见虹膜粘连堵塞于该处（图19－2A）。考虑由于虹膜前粘连堵塞Schlemm管内壁切开处，从而使得房水流出受阻，进而导致眼压升高，予以毛果芸香碱滴眼液缩瞳治疗后，当时复测眼压缓慢下降至19 mmHg。再次复查前节OCT示左眼9点位房角开放（图19－1B）。房角镜示左眼Schlemm管内壁切开处（9点位）通畅（图19－2B）。缩瞳治疗10天后，患者左眼眼压再次升高，为38.0 mmHg。房角镜检查发现虹膜再次粘连于Schlemm管内壁切开处，2%毛果芸香碱滴眼液频点治疗无效，故行左眼穿透性Schlemm管成形术，术后患者左眼眼压稳定。术后1年随访，患者眼压为13.4 mmHg。

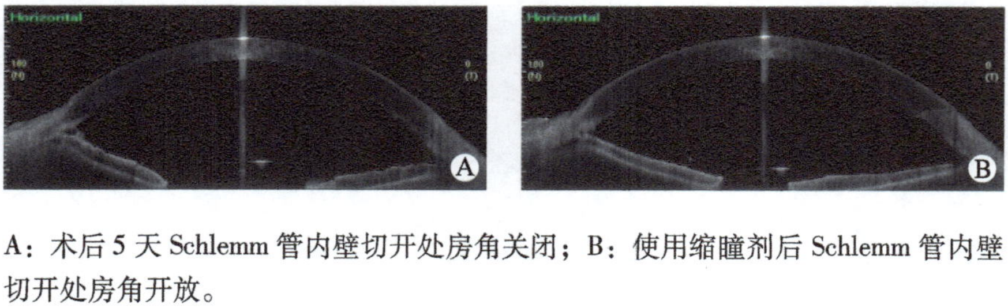

A：术后5天Schlemm管内壁切开处房角关闭；B：使用缩瞳剂后Schlemm管内壁切开处房角开放。

图19－1　前节OCT图像

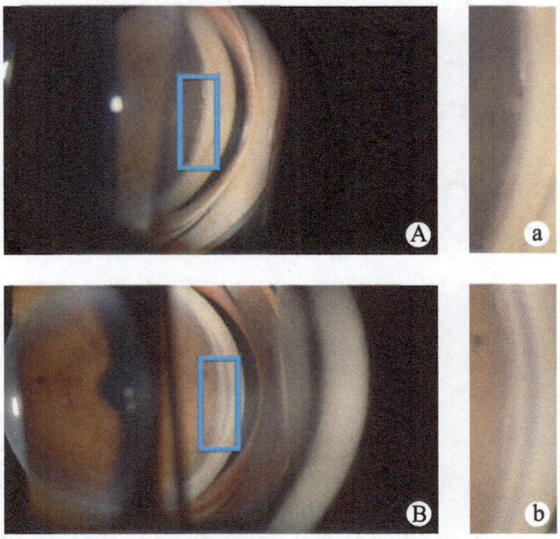

A：虹膜组织粘连堵塞于 Schlemm 管内壁切开处，a 为 9 点位粘连处的放大图像；
B：使用缩瞳剂后，Schlemm 管内壁切开处开放，b 为 9 点位开放处的放大图像。

图 19－2　房角镜下图像

病例分析及讨论

内路粘小管成形术（Ab interno canaloplasty，ABiC）是在外路粘小管成形术的基础上新发展起来的一种微创青光眼手术，主要作用于 Schlemm 管，通过扩张 Schlemm 管增加经小梁网途径的房水引流，从而降低眼压，同时避免了结膜瘢痕化及滤过泡等相关并发症的发生。有研究表明，ABiC 在降低眼压及减少药物依赖性方面具有与传统的粘小管成形术相当的疗效。然而 ABiC 作为目前最微创的粘小管成形术，关于其失败率及失败原因方面的研究较少。

有报道认为，外路粘小管成形术术后早期的眼压升高，可能与黏弹剂在 Schlemm 管内残留相关。由于黏弹剂堵塞了 Schlemm 管，导致房水流出障碍，而随着黏弹剂被进一步代谢，早期的术后眼压将逐渐下降，这一过程大多发生在术后的 24～48 小时。而在本病例中，患者的术后眼压高峰出现在术后第 5 天，因此其眼压升高与黏弹剂的残留关系可能不大。通过房角镜检查发现，患者的虹膜组织堵塞 Schlemm 管内壁切开处。我们推测该患者术后 5 天眼压升高可能是因为虹膜组织堵塞了 Schlemm 管内壁切开处，从而使得房水流出阻力增大，进而导致眼压升高。此外，使用缩瞳剂后，虹膜粘连得以拉开，患者眼压下降，也进一步验证了我们的猜想。

房水流出阻力最大的地方是小梁网和 Schlemm 管内壁。当虹膜组织堵塞 Schlemm 管内壁切开处，患者此时的房水流出方式与术前几乎一致。随着眼压的进一步升高，小梁网扩张的同时也伴随着 Schlemm 管管腔的变窄，而这种塌陷也进一步增加了房水流出的阻力。因此，我们可以合理地提出猜想，对于存在小梁网损害的原发性开角型青光眼患者，保持 Schlemm 管内壁切开处的通畅可能是 ABiC 成功的关键之一。

关于虹膜组织堵塞 Schlemm 管内壁切开处的原因，我们认为可能跟以下两个原因相关：①作为房水流出的主要途径，前房到 Schlemm 管的房水压力梯度驱动虹膜朝向 Schlemm 管内壁切开处运动，并最终堵塞该流出途径；②术后炎症的存在可能会促使虹膜粘连堵塞 Schlemm 管内壁切开处，尽管我们在术后进行了常规的抗炎治疗，但这可能也进一步解释了为什么缩瞳剂只在早期有效。

术后 2 周左右，即使在使用缩瞳剂的情况下也发生了 Schlemm 管穿刺内口的虹膜堵塞，眼压再次升高，不能缓解，所以，我们改行了穿透性 Schlemm 管成形术，在巩膜池的内壁做一个比较大（1 mm×2 mm）的开口，并剪除对应的周边虹膜，以保

笔记

持前房与 Schlemm 管开口的通畅。经过这样的处理，该例患者眼压成功得到了控制。

参考文献

[1] FRANCIS B A, SINGH K, LIN S C, et al. Novel glaucoma procedures: a report by the American Academy of Ophthalmology[J]. Ophthalmology, 2011, 118(7): 1466 – 1480.

[2] SAHEB H, AHMED I I. Micro-invasive glaucoma surgery: current perspectives and future directions[J]. Curr Opin Ophthalmol, 2012, 23(2): 96 – 104.

[3] KHAIMI M A. Canaloplasty: a minimally invasive and maximally effective glaucoma treatment[J]. J Ophthalmol, 2015, 2015: 485065.

[4] KÖRBER N. Ab interno canaloplasty for the treatment of glaucoma: a case series study[J]. Spektrum Augenheilkd, 2018, 32(6): 223 – 227.

[5] 范道青，钟华. 内路黏小管成形术研究进展 [J]. 国际眼科纵览，2017，41(3): 187 – 191.

[6] LEWIS R A, VON W K, TETZ M, et al. Canaloplasty: circumferential viscodilation and tensioning of Schlemm canal using a flexible microcatheter for the treatment of open-angle glaucoma in adults: two-year interim clinical study results [J]. J Cataract Refract Surg, 2009, 35(5): 814 – 824.

[7] BRUSINI P. Canaloplasty in open-angle glaucoma surgery: a four-year follow-up [J]. Scientific World Journal, 2014, 2014: 469609.

[8] JOHNSON D H, JOHNSON M. How does nonpenetrating glaucoma surgery work? Aqueous outflow resistance and glaucoma surgery[J]. J Glaucoma, 2001, 10(1): 55 – 67.

[9] ROSENQUIST R, EPSTEIN D, MELAMED S, et al. Outflow resistance of enucleated human eyes at two different perfusion pressures and different extents of trabeculotomy[J]. Curr Eye Res, 1989, 8(12): 1233 – 1240.

[10] SCHUMAN J S, CHANG W, WANG N, et al. Excimer laser effects on outflow facility and outflow pathway morphology[J]. Invest Ophthalmol Vis Sci, 1999, 40

笔记

(8): 1676 – 1680.

[11] JOHNSTONE M A, GRANT W G. Pressure-dependent changes in structures of the aqueous outflow system of human and monkey eyes[J]. Am J Ophthalmol, 1973, 75(3): 365 – 383.

笔记

病例 20 夜间眼压高的双眼原发性开角型青光眼

◆ 导读

曾经认为Schlemm管成形术能够降低日间眼压，也应该可以降低夜间眼压，白天与夜间眼压升高的机制应当相同，所不同的是眼压的节律而已。本病例，日间眼压几乎正常，唯一的困扰就是夜间眼压高，行穿透性Schlemm管成形术后，夜间眼压仍高，但是行小梁切除术后，眼压可以控制得较为平稳，然而一旦出现滤过泡瘢痕化，夜间眼压会继续升高，波动明显加大，夜间眼压高及眼压波动的机制尚待进一步探讨。

病历摘要

[基本信息]

患者，男性，34岁。主诉：右眼抗青光眼术后眼压失控2个月。

笔记

患者2个月前因“双眼夜间高眼压”就诊，诊断双眼原发性开角型青光眼，并于我院行右眼穿透性Schlemm管成形术，术后右眼日间眼压正常，夜间眼压升高，最高可达40 mmHg。

[眼科检查]

（1）专科检查

VAsc：右眼0.2，左眼0.25；VAcc：右眼0.8，左眼1.0；眼压：右眼17.0 mmHg，左眼15.8 mmHg。右眼结膜充血，缝线在位，滤过泡扁平，角膜透明，前房深度可，房水清，虹膜纹理清晰，瞳孔圆，直径约3 mm，对光反射存在，玻璃体絮状混浊，小瞳下隐见眼底视盘界清色淡，C/D＝0.8，后极部视网膜平伏；左眼结膜充血，角膜透明，前房深度可，房水清，虹膜纹理清晰，瞳孔圆，直径约3 mm，对光反射存在，玻璃体絮状混浊，小瞳下隐见眼底视盘界清色淡，C/D＝0.8，后极部视网膜平伏。

（2）辅助检查

①OCT：右眼视网膜黄斑区视网膜表面粗糙，上方与下方旁中心视网膜厚度欠对称，RNFL部分变薄；左眼黄斑区视网膜各层形态基本可，RNFL局部变薄。

②视野：右眼GHT超出正常范围，VFI 95%，MD −5.03 dB，PSD 2.51 dB；左眼GHT在正常范围内，VFI 99%，MD −1.20 dB，PSD 1.59 dB。

③B超：双眼玻璃体轻度混浊，双眼视盘回声异常。

[诊断]

右眼抗青光眼术后眼压失控，双眼原发性开角型青光眼（视野前期），双眼屈光不正。

[治疗经过]

患者入院后行右眼小梁切除术，手术顺利，术后右眼眼压波动

笔记

于5.7～8.0 mmHg。术后第3天患者诉右眼视力下降，专科检查：VAsc：右眼0.1，左眼0.25；戴镜视力：右眼0.25，左眼1.0；VAcc：右眼－7.00/－2.50×5＝0.3，左眼－5.00＝1.0；眼压：右眼5.7 mmHg，左眼14.3 mmHg。右眼结膜充血，缝线在位，滤过泡隆起，角膜透明，前房深度可，房水清，虹膜纹理清晰，瞳孔圆，直径约3 mm，对光反射存在，玻璃体絮状混浊，小瞳下隐见眼底视盘界清色红，C/D＝0.8，后极部视网膜平伏。OCT提示右眼黄斑区视网膜表面粗糙，上方与下方旁中心视网膜厚度欠对称。视野检查未见明显异常。与眼底内科专家会诊后予银杏达莫、复方樟柳碱治疗后自觉裸眼视力稍好转（右眼戴镜视力为0.4）。术后第6天查眼底见黄斑水肿，复查OCT提示右眼中央凹视网膜厚度增加，视网膜内反射降低，低反射区扩大。急诊行右眼巩膜缝线调整术，术后在结膜下注射地塞米松0.3 mL，术后2小时右眼眼压为16.2 mmHg，戴镜视力为0.8，予监测眼压（图20－1）。术后第2天查房提示右眼眼压偏低，戴镜视力为0.6，予加压包扎，继续监测眼压（图20－1）。术后第4天患者右眼病情稳定（图20－2），无特殊治疗，予以出院。目前患者已随访至术后2年，期间多次行24小时眼压测量，眼压波动仍较大，但24小时眼压峰值较前不断下降。

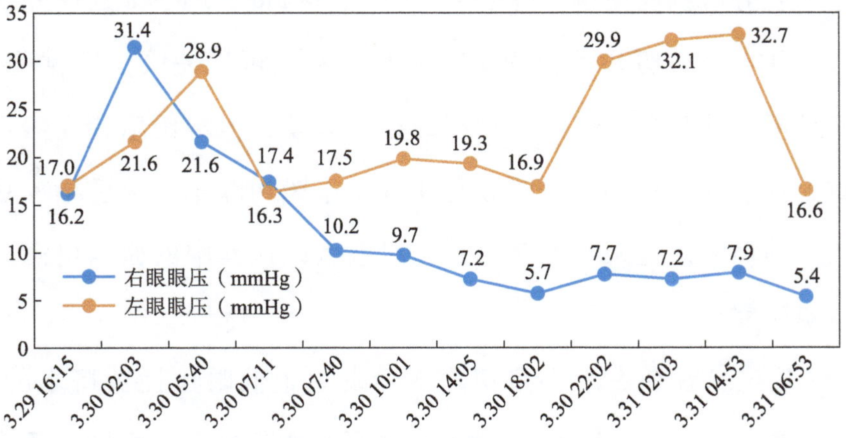

图20－1 右眼巩膜缝线调整术术后夜间眼压监测图一

笔记

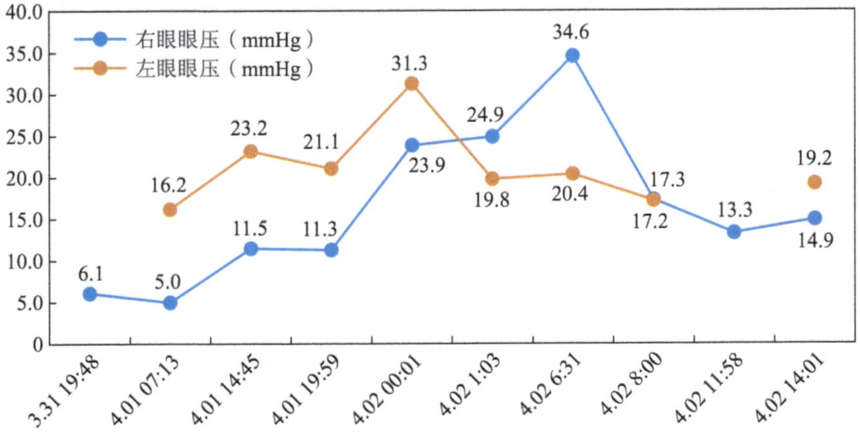

图 20-2 右眼巩膜缝线调整术术后夜间眼压监测图二

病例分析及讨论

本例患者为中青年男性，双眼 24 小时眼压波动大，以夜间眼压明显升高为主要表现，综合文献分析该患者青光眼昼夜眼压波动差异明显可能与巩膜静脉压力（episcleral venous pressure，EVP）相关，Pierre Blondeau 等的研究认为，EVP 在一天中相对恒定，但是只要躺下，EVP 就能增加 3.6 mmHg，本例患者在保持这个姿势后就能使得 EVP 持续增加。Masato Matsuoka 的研究认为，联合小梁切开术和静脉窦切开术不仅可以使眼压正常化，而且可以抑制青光眼患者眼压的昼夜波动，但本例患者先后行右眼穿透性 Schlemm 管成形术和右眼小梁切除术，术后昼夜眼压波动仍大，且大于大部分青光眼患者，这其中的原因仍需进一步研究。

这位患者在右眼小梁切除术后发生了低眼压性黄斑水肿。Vital Paulino Costa 认为，小梁切除术后低眼压性黄斑水肿的危险

笔记

因素主要包括年轻（巩膜弹性大）、近视（巩膜薄或硬度低）、初次滤过手术及抗代谢药物的使用（对结膜的抗纤维化导致瘢痕形成减少、过滤倾向和诱导的睫状体不良反应减少），本例患者特点与之相符。既往研究认为小梁切除术后低眼压性黄斑水肿的治疗方法有：①滤过泡压迫：在上睑相当于滤过泡部位的眼睑表面进行加压包扎。另外，也可使用软性接触镜及特殊接触镜（如巩膜镜）等，使接触镜的凸起面恰好压迫在滤过部位，暂时阻止房水流入滤过泡，以成形前房，升高眼压。②自体血结膜下注射：在滤泡旁的上方及两侧结膜下注射自体血液，使滤过泡完全被自体血包绕，渗入到滤过泡内的血浆蛋白可形成纤维蛋白凝块，通过炎性反应使伤口愈合。③修补滤过泡：当滤过泡压迫及自体血结膜下注射均不能改善滤过功能过强，眼压持续较低时，应积极采取手术方法修补滤过泡。

该患者在右眼低眼压性黄斑水肿后行右眼巩膜缝线调整术，术后眼压较前升高，同时联合术眼滤过泡加压包扎，眼压逐渐稳定。后来患者也来我院做了左眼的穿透性 Schlemm 管成形术，术后患者多次测量双眼的 24 小时眼压，结果提示内引流手术不能很好地降低夜间眼压的波动。

参考文献

[1] NAU C B, MALIHI M, MCLAREN J W, et al. Circadian variation of aqueous humor dynamics in older healthy adults [J]. Invest Ophthalmol Vis Sci, 2013, 54 (12): 7623－7629.

[2] BLONDEAU P, TÉTRAULT J P, PAPAMARKAKIS C. Diurnal variation of episcleral venous pressure in healthy patients: a pilot study [J]. J Glaucoma, 2001, 10(1): 18－24.

笔记

[3] MATSUOKA M, ANDO A, MINAMINO K, et al. Dampening of diurnal intraocular pressure fluctuation by combined trabeculotomy and sinusotomy in eyes with open-angle glaucoma [J]. J Glaucoma, 2013, 22(4): 290 - 293.

[4] COSTA V P, ARCIERI E S. Hypotony maculopathy [J]. Acta Ophthalmol Scand, 2007, 85(6): 586 - 597.

笔记

病例 21
系统性红斑狼疮长期激素治疗导致的难治性皮质类固醇性青光眼

◆ 导读

系统性红斑狼疮患者需长期激素治疗，常伴发皮质类固醇性青光眼。本例患者因年龄小，多次外滤过手术失败，对该患者一只眼进行了单纯性 Schlemm 管成形术，另一只眼进行了穿透性 Schlemm 管成形术。那么两只眼的效果如何？

病历摘要

[基本信息]

患者，男性，24 岁。主诉：双眼抗青光眼术后 4 年，眼压控制不佳半年余。

患者既往有系统性红斑狼疮病史 8 年，每日口服甲泼尼龙片

笔记

4 mg。患者6年前因双眼皮质类固醇性青光眼、双眼药物性白内障，先后于我院行双眼 Express 管植入术，右眼白内障手术和左眼白内障联合引流阀植入术。后右眼因眼压升高行右眼滤过泡分离术。自诉有硫唑嘌呤过敏史，否认食物过敏史，否认其他全身疾病史。目前双眼用药贝美前列素滴眼液、布林佐胺滴眼液、溴莫尼定滴眼液。

[眼科检查]

（1）专科检查

矫正视力：右眼无光感，左眼0.25。眼压：右眼44.9 mmHg，左眼38.4 mmHg。右眼结膜混合充血，上方滤过泡扁平（图21－1A），角膜透明，前房深，房水清，上方12点位 Express 管在位，未与角膜和虹膜接触，虹膜纹理清，瞳孔圆，直径约4 mm，对光反射迟钝，人工晶状体在位，玻璃体轻度混浊，眼底见视盘界清色苍白，C/D＝1.0，中心凹反光未见；左眼结膜轻度充血，上方滤过泡扁平（图21－1B），颞下方结膜下引流盘在位，角膜透明，前房深，房水清，上方12点位 Express 管在位，下方5点位引流管在位，均未与角膜内皮和虹膜接触，房水清，瞳孔圆，直径约4 mm，对光反射存在，人工晶状体在位，玻璃体轻度混浊，眼底见视盘界清色苍白，C/D＝0.9，中心凹反光未见。

（2）辅助检查

①眼轴：右眼28.62 mm，左眼27.67 mm。

②OCT：左眼视盘周围 RNFL 厚度下降明显，右眼无法分析。

③B超：双眼玻璃体混浊，左眼视盘回声异常。

④视野（Humphrey 视野计）：左眼 VFI 9%，MD －31.76 dB，PSD 6.46 dB。

笔记

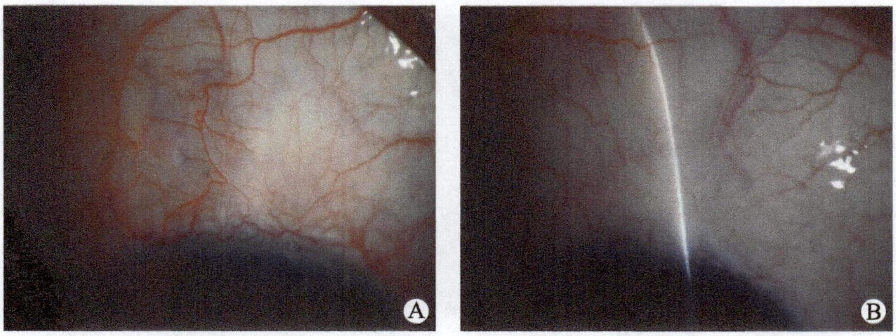

A：右眼；B：左眼。

图 21－1　本次入院前双眼眼前节滤过泡照相

[诊断]

双眼抗青光眼术后眼压失控（皮质类固醇性青光眼），双眼人工晶状体眼，双眼高度近视，系统性红斑狼疮。

[治疗经过]

患者入院后于我院行左眼单纯性 Schlemm 管成形术，手术顺利；半个月后行右眼穿透性 Schlemm 管成形术，手术顺利。双眼术后眼压均大幅下降，从术后 1 个月至 6 个月，右眼眼压波动于 13～20 mmHg，左眼眼压波动于 11～16 mmHg，术后 6 个月右眼稳定在 14 mmHg 左右，左眼稳定在 10 mmHg 左右（图 21－2），术后 1 年视力为右眼无光感，左眼 0.63。术后 1 年双眼未见明显滤过泡（图 21－3）。

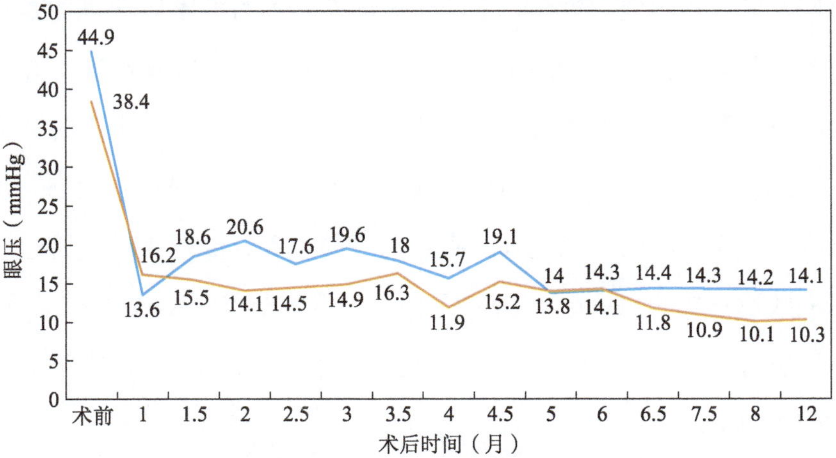

图 21－2　双眼术后眼压（右眼：蓝色实线；左眼：橘色实线）

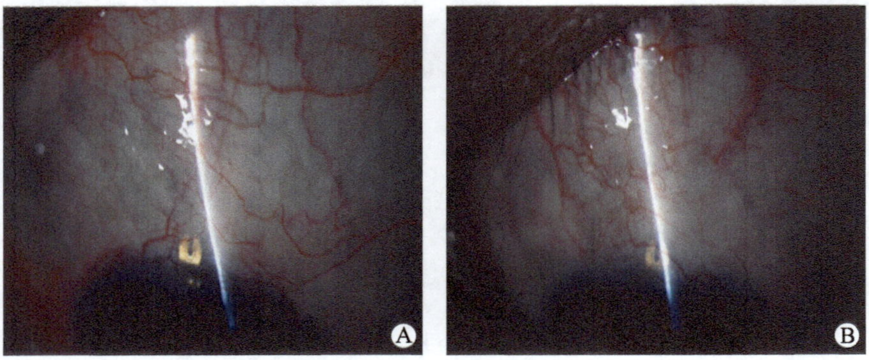

A：右眼行穿透性 Schlemm 管成形术，见滤过泡扁平，明显血管化；B：左眼行单纯性 Schlemm 管成形术，见滤过泡扁平，明显血管化。

图 21－3　双眼术后 1 年眼前节滤过泡照相

病例分析及讨论

系统性红斑狼疮因全身服用激素导致的皮质类固醇性青光眼是一类特殊类型的青光眼，本例患者双眼又有多次滤过手术失败病史，属于难治性青光眼。皮质类固醇性青光眼的发病机制主要有 3 种学说：①黏多糖学说；②吞噬细胞学说；③遗传学说。前两种学说认为，由于黏蛋白堆积或是房水中的碎屑沉积于小梁网，导致小梁网水肿，房水流出障碍。Schlemm 管成形术的手术原理可能是通过光纤导管在光纤导引仪的引导下全周扩张 Schlemm 管，并在 Schlemm 管中注入黏弹剂增加小梁网、Schlemm 管及集合管的通透性，最后在 Schlemm 管中留置缝线保持 Schlemm 管的扩张状态，从而降低房水外流阻力而达到降眼压的目的。Brusini 等报道，滤过手术失败后只要 Schlemm 管保持完整，仍可进行 Schlemm 管成形术。本例患者，通过房角镜可以观察到完整的房角结构，所以推测该患者的 Schlemm 管结构完整。

在滤过手术失败后可以选择再次小梁切除术、Express 管植入

笔记

术及引流阀植入术。但是对于这例患者，如果选择上述3种手术方式之中的任一种都有可能失败，考虑原因如下：①该患者年龄较小，左眼曾行2次滤过手术，右眼行1次滤过手术、1次滤过泡分离术，均因结膜瘢痕化在术后2~5个月内眼压失控，若再次行外滤过手术很有可能再次失败。②患者因患有系统性红斑狼疮，未停止使用激素，激素可通过抑制增殖及生物合成、促进细胞凋亡来治疗瘢痕，在使用激素的情况下术后仍在相对早期出现瘢痕化，所以未考虑行外滤过手术。

穿透性Schlemm管成形术是通过扩张Schlemm管重建自然房水外流通道以加强房水外流，从而降低眼压治疗青光眼，我们认为，本例皮质类固醇性青光眼患者因为系统性红斑狼疮需要长期使用皮质类固醇药物，如果房水流出阻力在小梁网，导致小梁网堵塞的病因将持续存在，单纯Schlemm管成形术效果可能不如Schlemm管成形术联合狄氏膜开窗，即穿透性Schlemm管成形术，因为穿透性Schlemm管成形术使房水可由前房直接经狄氏膜开窗到达巩膜瓣下，经Schlemm管开口流入扩张的Schlemm管，不依赖小梁网孔，降眼压效果可能不受网孔影响。于是在征求患者知情同意后，为患者右眼选择穿透性Schlemm管成形术，左眼选择Schlemm管成形术。本例患者从随访结果来看，术后1个月双眼眼压基本保持稳定，术后6个月，患者右眼眼压下降幅度达30.6 mmHg，左眼眼压下降幅度为24.3 mmHg，行穿透性Schlemm管成形术的右眼眼压幅度略大于左眼。穿透性Schlemm管成形术和单纯Schlemm管成形术后，房水流出通道均被扩张，房水流出增加，因而两种手术方式术后眼压均大幅下降，而右眼由于切除了部分小梁组织，房水流出阻力降低，房水流出较左眼更加顺利，故眼压下降幅度稍大。此外，本例患者的巩膜瓣是紧密缝合的，术后眼前节照相及裂隙灯可以看

笔记

出双眼无滤过泡形成（图 21 －3），因此房水流出无外滤过参与，眼压的下降是内滤过加强造成的。

本例患者为长期激素治疗导致的难治性皮质类固醇性青光眼，患者在多次行外滤过手术后因瘢痕化失败，而行 Schlemm 管成形术，后眼压控制良好。目前已观察 2 年，双眼眼压控制均较好，行穿透性 Schlemm 管成形术的右眼眼压下降幅度更大。后来我们又陆续收治了 10 余例皮质类固醇性青光眼患者，采用穿透性 Schlemm 管成形术后，取得了一个较好的效果。

参考文献

[1] ARMALY M F. Effect of corticosteroids on intraocular pressure and fluid dynamics. I. the effect of dexamethasone in the normal eye[J]. Arch Ophthalmol, 1963, 70: 482 –491.

[2] FRANCOIS J. Corticosteroid glaucoma[J]. Ann Ophthalmol, 1977, 9(9): 1075 –1080.

[3] WORDINGER R J, CLARK A F. Effects of glucocorticoids on the trabecular meshwork: towards a better understanding of glaucoma[J]. Prog Retin Eye Res, 1999, 18(5): 629 –667.

[4] EYADA K. Corticosteroids and intraocular pressure[J]. Bull Ophthalmol Soc Egypt, 1978, 71(75): 43 –49.

[5] ARMALY M F. Effect of corticosteroids on intraocular pressure and fluid dynamics. II. the effect of dexamethasone in the glaucomatous eye[J]. Arch Ophthalmol, 1963, 70: 492 –499.

[6] 胡城，梁远波. Schlemm 管成形术研究进展[J]. 国际眼科纵览，2015，39(5): 341 –345.

[7] BRUSINI P, TOSONI C. Canaloplasty after failed trabeculectomy: a possible option [J]. J Glaucoma, 2014, 23(1): 33 –34.

[8] GEDDE S J, SINGH K, SCHIFFMAN J C, et al. The tube versus trabeculectomy

笔记

study：interpretation of results and application to clinical practice[J]. Curr Opin Ophthalmol, 2012, 23(2)：118 – 126.

[9] SHAARAWY T, GOLDBERG I, FECHTNER R. EX-PRESS glaucoma filtration device：review of clinical experience and comparison with trabeculectomy[J]. Surv Ophthalmol, 2015, 60(4)：327 – 345.

[10] MOISSEIEV E, ZUNZ E, TZUR R, et al. Standard trabeculectomy and Ex-PRESS miniature glaucoma shunt：a comparative study and literature review[J]. J Glaucoma, 2015, 24(6)：410 – 416.

[11] 鲍卫汉，徐少骏. 激素治疗瘢痕的机理研究[J]. 中华外科杂志，2000(5)：57 – 60.

[12] ISHIDA K. Update on results and complications of cyclophotocoagulation[J]. Curr Opin Ophthalmol, 2013, 24(2)：102 – 110.

[13] 欧文，张绍丹，郑景伟，等. 个性化睫状体光凝术治疗难治性青光眼的短期观察[J]. 中国眼耳鼻喉科杂志，2017，17(3)：187 – 190.

笔记

病例 22
小剂量激光睫状体成形术在恶性青光眼中的应用

◆ 导读

透巩膜睫状体光凝术（transscleral cyclophotocoagulation，TSCPC）可通过烧灼睫状体来减少房水分泌，从而降低眼内压。TSCPC 过去常用于治疗难治性青光眼，包括应用于视力较差的病例。近年来，不少学者认为 TSCPC 可以更早地应用于难治性青光眼，也可用于各种类型的青光眼。恶性青光眼（malignant glaucoma，MG）又称睫状环阻滞性青光眼，是一种多种原因引起的难治性青光眼，其具有病情变化快、进展迅速、对视力及眼球结构损伤大且常规抗青光眼治疗通常无效等特点。小剂量激光睫状体成形术，是一种作用于较小范围的透巩膜激光睫状体光凝方式，不是为了减少房水生成，而是通过重塑睫状体形态来达到缓解睫状体阻滞的目的。

笔记

病历摘要

[基本信息]

患者，女性，45 岁。主诉：右眼抗青光眼术后 3 个月，眼痛伴视物模糊 1 天。

患者既往有夜盲病史 30 余年，3 个月前因“双眼原发性急性闭角型青光眼”于当地医院分别行右眼激光虹膜周切术、左眼小梁切除术、右眼小梁切除术。

[眼科检查]

（1）专科检查

VAsc：右眼 0.05，左眼 0.5；眼压：右眼 48.3 mmHg，左眼 10.7 mmHg。右眼结膜充血，上方滤过泡扁平，角膜水肿，前房消失，虹膜纹理清，全周虹膜与内皮面接触（图 22－1A），上方周切口通畅，瞳孔欠圆，直径约 3 mm，对光反射消失，晶状体混浊，小瞳下隐见视盘界清色淡红，C/D＝0.6，黄斑区色素紊乱，全周血管弓外见大量骨细胞样沉着，余未见明显异常；左眼结膜无充血，上方滤过泡扁平，角膜透明，前房浅，周边前房约 1/3 CT，瞳孔圆，直径约 3 mm，对光反射存在，晶状体混浊，小瞳下隐见眼底视盘界清色红，C/D＝0.3，黄斑区色素紊乱，全周血管弓外见大量骨细胞样沉着，余未见明显异常。

（2）辅助检查

①眼轴：右眼 21.78 mm，左眼 21.53 mm。

②UBM（图 22－1B）：右眼抗青光眼术后，右眼睫状体环阻滞型青光眼。

笔记

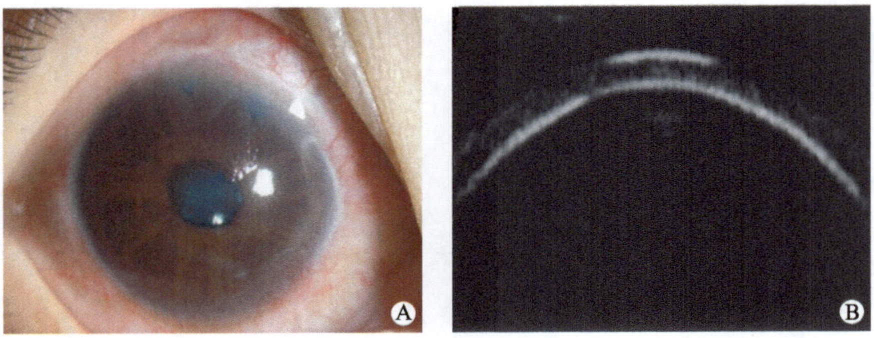

图 22－1　右眼术前裂隙灯（A）及 UBM 检查（B）

[诊断]

右眼恶性青光眼，双眼原发性急性闭角型青光眼（双眼抗青光眼术后），双眼年龄相关性白内障，双眼视网膜色素变性。

[治疗经过]

患者入院后予 20% 甘露醇静脉滴注、阿托品眼用凝胶及 3 种降眼压药物治疗，经治疗患者右眼眼痛无明显改善，眼压仍维持在 51.0 mmHg 左右。

随后患者于球后阻滞麻醉下行右眼小剂量激光睫状体成形术。术中将 G 探头连接好，选择能量为 1800 mW，爆破时间为 2000 ms，避开 3、9 点位，G 探头短的边缘与角膜缘相接触，覆盖下方 180° 实施激光治疗 20 次，其中爆破音 16 次。术后 3 小时，右眼眼压降低至 32.2 mmHg，前房开始加深（图 22－2A），睫状突前旋（图 22－2B）。术后 6 天，右眼裸眼视力提高到 0.4，眼压降低至 10.3 mmHg，前房深度（anterior chamber depth，ACD）为 1.50 mm，睫状突后旋转明显复位（图 22－2C、图 22－2D），停用阿托品眼用凝胶及降眼压药物。此后，未再使用阿托品及任何降眼压药物，未见其他并发症发生，术后 3 个月、8 个月复查时裸眼视力分别为 0.4、0.3，眼压分别为 16.9 mmHg、16.1 mmHg。

笔记

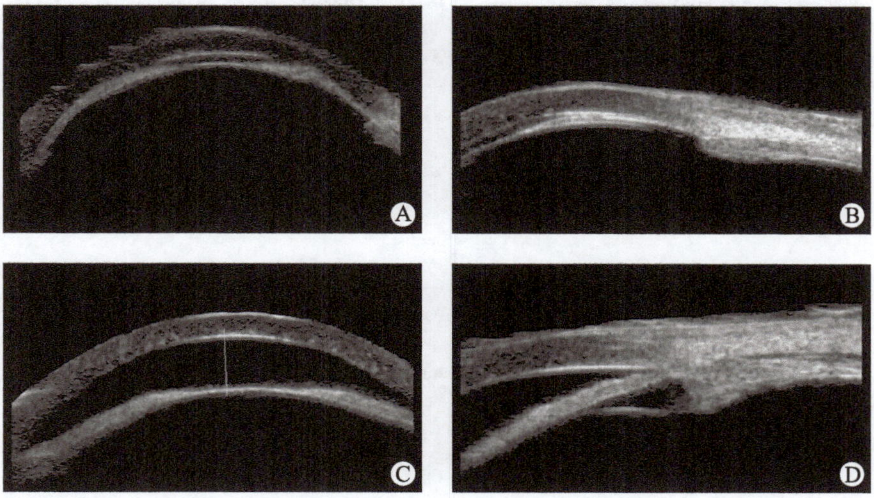

图 22－2 右眼术后 UBM 结果

病例分析及讨论

在这例病例中，我们提供了一种改良的手术方式（小剂量激光睫状体成形术）来治疗恶性青光眼，术中使用的激光点数只有 20 点（一般 TSCPC 为 30 点以上），但是手术降眼压效果好，并且未出现术后并发症。该患者术前应用了甘露醇、阿托品及 3 种降眼压药物，眼压仍然无法下降，而小剂量激光睫状体成形术后在未使用阿托品及任何降眼压药物的情况下，术后 3 个月和 8 个月随访时眼压分别为 16.9 mmHg 和 16.1 mmHg，术后视力提高到 0.3。

小剂量激光睫状体成形术，由于术中所用点数较传统的 TSCPC 少，从而产生并发症的可能性较小。但是，该改良术式同样可造成光凝部位的睫状体收缩，从而增加睫状体－晶状体间隙空间，打破房水错流循环，解除睫状环阻滞。随着眼前段及眼后段解剖结构的恢复，恶性青光眼可被治愈且无须再使用睫状肌麻痹剂。与玻璃体切割＋后囊膜切开＋虹膜切开术相比，小剂量激光睫状体成形术的

笔记

优点包括成本低、手术难度低、术后感染机会少。本例患者术后效果较为满意，随访期间眼压稳定、前房中深、无并发症发生。对于部分恶性青光眼患者，可尝试应用小剂量激光睫状体成形术进行治疗。

参考文献

[1] CARASSA R G, BETTIN P, FIORI M, et al. Treatment of malignant glaucoma with contact transscleral cyclophotocoagulation[J]. Arch Ophthalmol, 1999, 117(5): 688-690.

[2] BENDEL R E, PATTERSON M T. Observational report: improved outcomes of transscleral cyclophotocoagulation for glaucoma patients [J]. Medicine (Baltimore), 2017, 96(23): e6946.

[3] STUMPF T H, AUSTIN M, BLOOM P A, et al. Transscleral cyclodiode laser photocoagulation in the treatment of aqueous misdirection syndrome [J]. Ophthalmology, 2008, 115(11): 2058-2061.

[4] MASIS S M, HUANG G, LIN S C. When should we give up filtration surgery: indications, techniques and results of cyclodestruction[J]. Dev Ophthalmol, 2017, 59: 179-190.

[5] SHAHID H, SALMON J F. Malignant glaucoma: a review of the modern literature [J]. J Ophthalmol, 2012, 2012: 852659.

[6] CHANDLER P A. Malignant glaucoma[J]. Am J Ophthalmol, 1951, 34(7): 993-1000.

笔记